Mieux dormir...
j'en rêve!

Statégies pour mieux dormir
adaptées à
la femme et l'homme modernes

BRIGITTE LANGEVIN

Mieux dormir...
j'en rêve!

Statégies pour mieux dormir
adaptées à
la femme et l'homme modernes

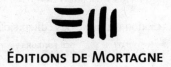

ÉDITIONS DE MORTAGNE

Données de catalogage avant publication (Canada)

Langevin, Brigitte, 1964-

Mieux dormir... j'en rêve!

ISBN : 978-2-89074-920-7

I. Sommeil. Troubles - Traitement. 2. Sommeil. I. Titre.

RC547.L36 2009   616.8'49806   C2008-942369-0

Édition

Les Éditions de Mortagne
Case postale 116
Boucherville (Québec)
J4B 5E6

Distribution

Tél. : 450 641-2387
Téléc. : 450 655-6092
Courriel : info@editionsdemortagne.com

Dépôt légal

Bibliothèque et Archives Canada
Bibliothèque et Archives nationales du Québec
Bibliothèque Nationale de France
1er trimestre 2009

ISBN : 978-2-89074-920-7
1 2 3 4 5 – 09 – 13 12 11 10 09
Imprimé au Canada

Nous reconnaissons l'aide financière du gouvernement du Canada par l'entremise du Programme d'aide au développement de l'industrie de l'édition (PADIÉ) et celle du gouvernement du Québec par l'entremise de la Société de développement des entreprises culturelles (SODEC) pour nos activités d'édition. Gouvernement du Québec – Programme de crédit d'impôt pour l'édition de livres – Gestion SODEC.

Membre de l'Association nationale des éditeurs de livres (ANEL)

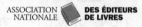

À mon amoureux Éric
qui sait dormir à poings fermés
en toutes circonstances
et en tous lieux !

REMERCIEMENTS

Un livre vient au monde grâce à la collaboration de plusieurs personnes ; je les remercie particulièrement. Ma gratitude s'adresse :

Aux différents chercheurs passionnés, dont les docteurs Jacques Montplaisir, Julie Carrier, Charles M. Morin, Roger Godbout, William C. Dement, Michel Jouvet et Pierre Fluchaire, pour n'en nommer que quelques-uns qui, par leur travail acharné, ont mis à jour une nouvelle science : celle de l'étude du sommeil. Leurs recherches incessantes sur ce phénomène procurent régulièrement de nouveaux éclairages. Ces personnes m'ont permis de pénétrer plus profondément dans l'univers captivant du sommeil.

Aux fervents amoureux du monde du sommeil, ceux qui dorment à poings fermés en toutes circonstances et qui m'ont transmis leurs nombreuses astuces utiles pour bien dormir.

Aux déshérités de la nuit, ceux pour qui l'obscurité ne concorde pas avec le sommeil, qui m'ont fait part de leurs tourments et de leurs nombreuses consultations médicales.

À Jacques Clairoux, président de Fondation Sommeil, le seul organisme du Québec qui regroupe les personnes souffrant de déficiences liées au sommeil. Cette association a élaboré une conception approfondie et accessible des problèmes de sommeil dans le but d'offrir des services pré-diagnostiques et post-thérapeutiques à ses membres ainsi qu'à la population en général.

À l'International Foundation for Mental Health and Neurosciences (Fondation internationale pour la santé mentale et les neurosciences), qui a mis sur pied la Journée internationale du sommeil dans le but de sensibiliser le grand public à l'importance du sommeil et aux conséquences de ses troubles. Cette journée a lieu chaque année au printemps. Cette initiative baptisée « *Open your eyes to sleep* » (« Ouvrez les yeux sur votre sommeil ») a vu sa première manifestation le 21 mars 2001. Souhaitons que les activités organisées pour cette journée s'étendent au monde entier.

À Carole Fortin, ma correctrice personnelle et amie, dont les commentaires éclairés m'amènent à donner le meilleur de moi-même. Quelle chance de l'avoir dans ma vie !

À l'équipe des Éditions de Mortagne, composée de femmes de cœur, dont le plus grand souhait est d'atteindre des sommets inégalés ! Je suis convaincue qu'elles vont y arriver !

À mon corps, pour toutes les expériences qu'il a subies afin de me faire découvrir une meilleure qualité de sommeil. Mes tentatives n'ont pas toujours été appréciées par mon organisme, mais parfois le résultat était jubilatoire !

Enfin, à mon amoureux Éric, pour sa patience, son soutien et la confiance qu'il m'a manifestés tout au long de la rédaction de ce livre.

TABLE DES MATIÈRES

Préface

Récemment, lors d'une consultation médicale, un homme d'affaires très occupé me demanda : « À quoi me sert de dormir ? Le sommeil n'est-il pas une perte de temps ? » Il déclencha en moi le réflexe du guérisseur : il eut droit, séance tenante, à un cours complet sur la nécessité d'un sommeil de qualité !

C'est précisément sur ce thème du sommeil que Brigitte Langevin fait porter ce merveilleux ouvrage de cœur et de science. Par étapes progressives, elle dénoue la complexité du sommeil et révèle les secrets de ce compagnon précieux de notre vie. Face à ses ennemis potentiels, elle propose une réflexion et des stratégies réalistes.

Ce beau travail de synthèse s'inscrit dans ce grand concept de santé globale où la prévention et la conscience sont au rendez-vous.

Mon ultime souhait à la lecture de ce livre est de vous permettre d'accéder à un sommeil de qualité et, de surcroît, à une vie onirique inspirante.

Dr Jean Drouin
Centre hospitalier universitaire de Québec
Auteur du livre *Guérir sa vie : Les six clés essentielles pour gérer sa santé*
aux Éditions Le Dauphin blanc.

INTRODUCTION

Bien dormir est plus qu'un simple désir, c'est un besoin incontournable ! Cette réalité est cependant bien loin de la majorité d'entre nous. Nos vies trépidantes, notre quête de confort matériel et de temps de loisir prennent trop souvent le pas sur nos besoins incontournables. Nous empiétons alors sur notre temps de sommeil...

Si vous éprouvez des difficultés à dormir la nuit, il est fort probable que vous ayez des difficultés à fonctionner durant la journée. Et vous n'êtes pas seul dans cette condition. Plus d'une personne sur trois se plaint de mal dormir, mais combien d'autres souffrent en silence ?

Les nombreuses conférences que j'ai données sur le sommeil des enfants, et par la suite sur celui des adultes, m'ont permis de constater que l'ignorance est parfois la plus grande cause des troubles du sommeil. Les gens ne disposent même pas des informations les plus élémentaires concernant les règles d'un bon sommeil. Il en résulte énormément de fatigue et de souffrances inutiles. On ne peut être en bonne santé tant qu'on ne dort pas bien. Or, on ne peut jouir d'un sommeil optimal qu'en étant bien informé sur la nature du sommeil.

Le présent livre est divisé en trois sections. La première partie débute par un jeu-questionnaire permettant de réviser certaines croyances et attitudes concernant le sommeil. Le lecteur y trouvera aussi un test afin de vérifier son niveau de somnolence. Par la suite, des notions essentielles à connaître pour comprendre le mécanisme du sommeil y figurent. Nous aborderons également les bienfaits de la sieste et les conditions préalables à un bon sommeil en décrivant ses ennemis et ses alliés.

En deuxième partie : place à l'apprentissage en matière de respect du sommeil. Le sommeil particulier à certains groupes cibles d'individus tels que l'étudiant, le travailleur de nuit, les nouveaux parents, le sportif ou encore le travailleur autonome sera passé au peigne fin. Nous mettrons en lumière ce qui sabote leur sommeil mais surtout nous proposerons des solutions efficaces et des trucs éprouvés favorables à un sommeil récupérateur. Certains seront tentés de consulter uniquement le chapitre correspondant à leur cas, mais il est préférable de lire chacun des chapitres dans l'ordre proposé. On obtiendra ainsi une vision globale du sommeil et une meilleure compréhension de ses enjeux.

Enfin, en troisième partie, nous examinerons un certain nombre de difficultés déterminées. Les problèmes qui en découlent sont souvent ce qui nous amène à vouloir comprendre un peu plus ce phénomène afin d'améliorer la qualité de nos nuits. Encore faut-il connaître les symptômes de ces problèmes de sommeil et savoir comment y réagir, ce que cet ouvrage décrit en détail. En dernier lieu, cette partie abordera les parasomnies (cauchemars, somnambulisme, etc.) et les plus fréquentes maladies du sommeil susceptibles de perturber nos nuits, telles que l'apnée du sommeil et le syndrome des jambes sans repos.

Écrit dans un langage accessible, ce livre s'adresse au grand public. Il constituera une excellente source d'informations pour vous ou un proche en ce qui concerne les différentes facettes du sommeil. En outre, il présente un intérêt particulier de par son approche non pharmacologique. Il intéressera également les personnes voulant en connaître davantage sur les principaux pièges qui nous guettent dans notre gestion du sommeil. Cet ouvrage ne vise en aucun cas à remplacer l'avis d'un médecin. Toutefois, certaines personnes considéreront qu'il fournit l'information nécessaire pour surmonter leur insomnie. D'autres également découvriront avec plaisir qu'il est un outil complémentaire aux recommandations émises par les professionnels de la santé.

Le sommeil est vital et trop peu de gens en sont conscients. Sa qualité, et par conséquent la vie de milliers de personnes, pourrait être améliorée par la compréhension de quelques principes simples. Je souhaite que le sommeil puisse conquérir à vos yeux la place qu'il mérite parmi les bases essentielles de la santé, à savoir une alimentation saine, une bonne forme physique et un sommeil réparateur.

Première partie
LES PRINCIPES ESSENTIELS DU SOMMEIL

À chaque journée normale de sa vie, l'individu expérimente globalement deux états de conscience distincts : l'éveil et le sommeil. Ils sont si diamétralement opposés que même un extraterrestre les remarquerait au premier coup d'œil : « Le terrien passe environ les deux tiers de ses journées à la verticale et le tiers à l'horizontale », pourrait-on lire dans son journal de bord...

Mais ce que notre extraterrestre ne remarquerait pas tout de suite et que les chercheurs n'ont mis en évidence qu'à partir du milieu du XXe siècle, c'est que notre sommeil est loin d'être une simple mise en veilleuse de notre activité mentale et physique. De fait, grâce à l'utilisation de l'électroencéphalographie* dans les années 1950, les chercheurs constatent que le sommeil est loin d'être un phénomène passif dont la seule finalité serait la récupération physique. Il s'agit en fait d'un réel « état second », aussi diversifié et complexe que l'état de veille et qui s'accompagne de modifications physiologiques importantes (température corporelle, sécrétions hormonales, rythme cardiaque et respiratoire, etc.).

---

* Technique d'enregistrement des ondes cérébrales.

Vérifions tout d'abord où en sont vos connaissances sur le sommeil. Nous aborderons ensuite le mécanisme du sommeil, ce qui l'améliore ou le perturbe, de même que les bienfaits de la sieste.

Chapitre 1

LES CROYANCES POPULAIRES
À PROPOS DU SOMMEIL

Bien que nous passions le tiers de notre vie à dormir, le commun des mortels ne connaît pas grand-chose à propos du sommeil. Pourtant, nombreux sont ceux qui se plaignent de ne pas assez dormir ou encore de mal dormir. Lors de mes conférences, je suis toujours surprise de constater combien de fausses croyances circulent à propos du sommeil. Chez certains, ces croyances les empêchent carrément de bien dormir et s'avèrent même plus puissantes que les somnifères.

JEU-QUESTIONNAIRE : VRAI OU FAUX ?

Voici donc une série d'énoncés sur le sommeil. Plusieurs d'entre eux expriment des croyances populaires. Répondez simplement par « vrai » ou « faux ». Votre résultat vous révélera la justesse de vos connaissances dans ce domaine.

1. Un insomniaque est quelqu'un qui ne dort pas assez. Vrai ou faux ?

2. Les heures avant minuit sont plus récupératrices que celles après minuit. Vrai ou faux ?

3. Il faut dormir 8 heures par nuit pour être en bonne forme. Vrai ou faux ?

4. Faire la sieste est une habitude préjudiciable. Vrai ou faux ?

5. En vieillissant, on a moins besoin de dormir. Vrai ou faux ?

6. L'horloge biologique interne est réglée sur 24 heures. Vrai ou faux ?

7. La somnolence au volant représente 20 % des accidents mortels sur les routes. Vrai ou faux ?

8. L'alcool est un bon somnifère. Vrai ou faux ?

9. Le plus bas niveau de vigilance chez l'être humain se situe entre 22 h et minuit. Vrai ou faux ?

10. Faire une apnée du sommeil, c'est oublier de respirer. Vrai ou faux ?

11. Les apnées sont dérangeantes surtout pour le conjoint. Vrai ou faux ?

12. On s'habitue progressivement au bruit ambiant au cours des nuits. Vrai ou faux ?

13. La température de confort dans le lit est de 17 °C. Vrai ou faux ?

14. Une dette de sommeil est le temps de sommeil que le conjoint nous doit parce qu'il a écourté notre sommeil. Vrai ou faux ?

15. L'impuissance sexuelle et le sommeil n'ont aucun rapport entre eux. Vrai ou faux ?

Réponses du jeu-questionnaire

1. FAUX. Un insomniaque est quelqu'un qui dort mal. Son sommeil est déstructuré et fragmenté par de nombreux micro-réveils. Par conséquent, il est très peu récupérateur. En moyenne, la durée de sommeil d'un insomniaque, mesurée en laboratoire, diffère seulement d'une demi-heure par rapport à celle du sommeil d'un bon dormeur. L'insomnie est donc davantage une question de qualité du sommeil que de quantité.

2. FAUX. Les trois premières heures de sommeil sont les plus réparatrices, car c'est durant celles-ci que le sommeil est le plus profond. Il en est ainsi quelle que soit l'heure du coucher.

3. FAUX. La durée de sommeil nécessaire pour chacun est programmée génétiquement. Même si la moyenne est de 8 heures pour un grand nombre d'individus, il y a des « petits dormeurs » qui se contentent parfaitement de 3 ou 4 heures de sommeil (c'est le cas de l'artiste aux mille talents Grégory Charles) et des « gros dormeurs » qui ont besoin de 11 heures de sommeil pour être en bonne forme (c'était le cas d'Einstein).

4. FAUX. Les trois quarts de la planète font une sieste après le repas du midi. Ce qui est préjudiciable est de la faire de trop longue durée et au mauvais moment.

5. FAUX. Avec le vieillissement, c'est la qualité du sommeil qui est susceptible de diminuer et non la quantité. On est alors plus susceptible de multiplier les petites siestes que de dormir pendant de longues périodes, surtout si on est peu actif.

6. FAUX. L'horloge biologique est réglée en moyenne sur 25 heures et demie. Chaque matin, nous faisons donc l'effort inconscient d'avancer notre horloge biologique d'une heure et demie pour rendre notre rythme circadien (24 heures) en phase avec le cycle du soleil. Lorsqu'à titre d'expérience on isole des sujets, les privant de tout repère temporel, le cycle endogène s'allonge considérablement, pour atteindre parfois un rythme circadien de +/- 48 heures.

7. FAUX. La somnolence est responsable de 30 % des accidents mortels sur l'autoroute. Elle cause par ailleurs 100 000 accidents légers par année.

8. FAUX. Dans un premier temps, l'alcool favorise l'endormissement, mais il altère la qualité du sommeil par la suite. En effet, il le fragmente en d'innombrables micro-réveils, sabotant ainsi les phases de sommeil profond et de sommeil paradoxal. Par conséquent, le sommeil est beaucoup moins réparateur.

9. FAUX. Le plus bas niveau de vigilance chez l'être humain durant le jour se situe entre 15 h et 17 h et la nuit entre 3 h et 5 h du matin.

10. FAUX. Chez l'adulte, une apnée est une pause respiratoire consécutive à l'obstruction des voies aériennes supérieures. Le dormeur déploie des efforts désespérés pour respirer mais en vain, l'air ne passe plus. Un « bouchon » s'est formé dans sa gorge.

11. FAUX. Les apnées sont mortelles, ce sont des bombes à retardement ! Un syndrome apnéique sévère (200 arrêts respiratoires par heure) multiplie par 23 le risque d'infarctus et d'attaque cérébrale. Par comparaison, le tabac, lui, n'augmente ce risque « que » de huit fois. Qui plus est, la somnolence diurne excessive engendrée par ce syndrome accroît considérablement le risque d'accident sur la route et au travail.

12. FAUX. On finit effectivement par ne plus entendre le bruit et par trouver le sommeil sans trop de difficultés. Mais la qualité du sommeil reste altérée par des micro-réveils, réponses spécifiques de l'organisme au bruit. En outre, au cours du sommeil, le système cardiovasculaire est hyper-activé par le bruit (et il le reste à l'éveil), ce qui l'épuise plus rapidement.

13. FAUX. La température de confort (neutralité thermique) est de 32° C pour le corps. C'est la température enregistrée sous la couette lorsqu'il fait 19 °C dans la chambre à coucher.

14. FAUX. Nous savons aujourd'hui par les recherches médicales que le manque de sommeil s'accumule comme une dette. Certains individus sont tellement en dette de sommeil qu'ils s'apparentent à ceux qui vivent continuellement sur leur marge de crédit.

15. FAUX. Un homme impuissant sur quatre fait de l'apnée et un homme sur trois souffrant de mouvements périodiques des membres au cours du sommeil est impuissant. En traitant ces pathologies de sommeil, on fait disparaître l'impuissance !

Résultats

Toutes les réponses du jeu-questionnaire étant fausses, accordez-vous un point par réponse où vous avez répondu « faux ».

• **De 12 à 15 points :**

Bravo ! Le sommeil n'a (presque) aucun secret pour vous. Faites profiter les autres de vos connaissances et devenez à votre tour un « démystifiant » du sommeil ! La lecture du présent livre précisera vos connaissances et vous révélera sans doute des astuces fort intéressantes pour améliorer la qualité de votre sommeil.

- **De 8 à 11 points :**

C'est bien ! Vous avez peu de fausses croyances par rapport au sommeil. D'une manière générale, vous avez échappé aux schémas de pensée véhiculés par la société. Les informations contenues dans ce livre vous seront utiles pour mettre en pratique une hygiène du sommeil favorable à l'optimisation de vos nuits.

- **De 4 à 7 points :**

Pas terrible ! Plusieurs de vos croyances sont à réajuster, mais rien n'est perdu ! Lisez ce livre et vous serez remis à niveau !

- **De 0 à 3 points :**

Désolée de vous l'apprendre : le sommeil est pour vous un véritable mystère entouré de mythes ! Empressez-vous de lire ce livre, votre sommeil ne s'en portera que mieux !

TEST DE SOMNOLENCE

Avant d'aller plus loin, évaluons votre niveau de somnolence diurne. Certaines personnes se croient en pleine forme et manifestent des signes évidents d'épuisement qu'elles considèrent normaux, tant ces derniers sont devenus permanents. D'autres, au contraire, se plaignent d'être fatiguées et de ne pas bien dormir, alors qu'elles sont plutôt alertes durant la journée. Le test suivant, l'échelle d'Epworth, permettra de mesurer objectivement votre degré de somnolence ou d'endormissement, l'appréciation du sommeil étant très subjective...

Quelle est la probabilité que vous vous assoupissiez ou que vous vous endormiez – non pas uniquement de fatigue – dans les conditions suivantes ? Pensez à votre façon habituelle de vivre. Même si vous ne vous êtes pas récemment trouvé dans de telles circonstances, imaginez votre réaction.

Risque de vous assoupir ou de vous endormir :

0	Jamais
1	Risque faible
2	Risque moyen
3	Risque élevé

Dans les situations suivantes :

Répondez en attribuant une cote de 0 à 3, selon le niveau de risque.

Vous êtes assis en train de lire.	
Vous regardez la télévision.	
Vous êtes assis dans un lieu public (cinéma, théâtre, réunion).	
Vous êtes passager d'un véhicule qui roule depuis une heure.	
Vous êtes allongé pour vous reposer en plein après-midi.	
Vous êtes assis et vous parlez avec quelqu'un.	
Vous êtes assis après avoir pris un repas sans alcool.	
Vous êtes au volant d'une voiture immobilisée depuis quelques minutes dans un embouteillage ou à un feu rouge.	

Résultats

De 0 à 8	Pas de somnolence.
De 8 à 10	Somnolence modérée, une vigilance s'impose.
Au-delà 10	Somnolence confirmée, nécessité d'y voir.
12 et plus	Somnolence pathologique, urgence de consulter un professionnel de la santé.

Déjà mieux informés sur le sommeil en général et sur votre état de vigilance, entrons maintenant dans le vif du sujet. Cependant, pour ceux qui ont eu un résultat de 10 et plus, il est recommandé de faire une sieste avant de tourner cette page...

Chapitre 2

LE DÉROULEMENT DU SOMMEIL

Il y a moins de 100 ans, nous n'avions encore aucune idée de la structure du sommeil. Toutefois, l'avènement de l'électroencéphalographie a marqué un point tournant en soulevant le voile sur l'activité électrique du cerveau et sur son incidence sur l'état de veille et de sommeil. Les différentes recherches ont notamment permis de mettre en lumière qu'en moyenne toutes les 90 minutes, de jour comme de nuit, il se produit des changements dans l'activité électrique du cerveau.

LE CYCLE DU SOMMEIL

Ainsi, durant notre sommeil, des cycles de 90 minutes se succèdent*, et se répètent environ 5 fois au cours d'une nuit de 8 heures. Notre sommeil est donc une activité hautement organisée. À l'intérieur de chaque cycle, nous passons successivement par trois états distincts : le sommeil lent, le sommeil paradoxal et l'éveil. En effet, un micro-réveil, le plus souvent inconscient, marque la transition entre deux cycles de sommeil. Ainsi, ces trois états forment un cycle complet de sommeil.

---

* Ces cycles peuvent varier entre 60 et 120 minutes, mais chez la plupart des personnes ils sont de 90 minutes, en moyenne.

Précisons sommairement que le sommeil lent est voué à la régénération physique, la restauration des tissus usés et toutes les fonctions métaboliques liées à notre récupération énergétique. Notre système immunitaire se met en fonction durant les périodes de sommeil lent, permettant ainsi de combattre les maladies et les infections. Voilà pourquoi il est recommandé de dormir davantage lorsque nous sommes malades.

Le sommeil paradoxal, pour sa part, joue un rôle prépondérant dans la régénération psychique de l'individu. Des études ont établi que lorsque nous sommes en manque de sommeil paradoxal, nous nous exposons à certaines difficultés, principalement des troubles de concentration et une humeur changeante. De plus, il a été démontré que ce que nous apprenons durant la journée est « classé » pendant ce sommeil. Ce phénomène explique notamment pourquoi les bébés passent 50 % de leur temps à dormir d'un sommeil paradoxal.

Abordons maintenant un autre point très important dans la compréhension du sommeil : selon l'activité électrique du cerveau, chaque cycle de sommeil de 90 minutes se déroule en cinq stades distincts. Le sommeil lent (avec ondes cérébrales lentes) évolue en quatre stades, selon son degré d'approfondissement. Le sommeil paradoxal marque le cinquième stade du sommeil.

Voici donc les particularités de ces cinq stades :

• **Stade I (endormissement - sommeil lent - léger)**

Le stade I, porte d'entrée du sommeil, s'installe dès qu'on s'allonge et qu'on ferme les yeux. Cette étape est souvent accompagnée d'une secousse musculaire, appelée sursaut de sommeil. Le dormeur peut également expérimenter une sensation de chute. Ce phénomène est normal et signale seulement l'endormissement.

Le stade I demeure celui où le dormeur est le plus facile à réveiller. Interrogé sur son état de conscience, celui-ci rapporte habituellement qu'il venait juste de s'endormir. Des rêves courts ou des pensées errantes sont souvent rapportés durant cette phase.

Toutefois, certains sujets en phase I de sommeil peuvent avoir l'impression qu'ils ne sont pas endormis. Lors de fortes somnolences, ils peuvent même avoir les yeux ouverts et être convaincus d'être parfaitement éveillés. Pourtant, l'électroencéphalogramme établirait clairement qu'ils sont en réalité en stade I de sommeil. Ces brefs instants d'endormissement, vécus comme de légères « absences », peuvent se produire au volant d'un véhicule ou lors de toutes autres circonstances très à risque en matière d'accidents.

• **Stade II (sommeil lent - moyennement profond)**

À ce stade du sommeil, il est peu probable qu'une personne réagisse à une lumière ou à un bruit, sauf de forte intensité. Le corps se détend, la respiration et les battements cardiaques ralentissent. L'esprit est détendu.

• **Stade III (sommeil lent - profond)**

Le stade III du sommeil lent marque le passage d'un sommeil moyennement profond à profond. Le dormeur est très peu réceptif aux stimuli extérieurs, à moins qu'ils aient un sens particulier pour lui, comme les pleurs de son enfant ou une interpellation par son nom.

• **Stade IV (sommeil lent - le plus profond)**

Le stade IV du sommeil lent est celui où l'on dort « le plus dur ». La pression sanguine, la respiration, les battements cardiaques atteignent leur plus bas niveau de toute la journée. Les vaisseaux sanguins se dilatent et laissent le sang voyager à travers les muscles et les organes pour les nourrir et les réparer, le cas échéant.

À noter que cette phase IV du sommeil n'apparaît, au cours de la nuit, qu'aux cours des deux premiers cycles, soit pendant les trois premières heures de sommeil. Le reste de la nuit se déroule en sommeil lent de plus en plus léger.

• **Stade V (sommeil paradoxal)**

Le stade V du sommeil est probablement le plus fascinant de tous, à cause de l'activité intense du cerveau (ondes cérébrales rapides similaires à celles de l'état d'éveil). Les sujets réveillés pendant ce stade du sommeil affirment dans 95 % des cas être en train de rêver. C'est pourquoi le stade V est communément appelé « sommeil de rêves » ou encore sommeil REM (pour *Rapid Eye Movement* – en raison de la présence de mouvements oculaires rapides durant cette phase).

Même si la science a établi que nous rêvons pendant toute la durée de notre sommeil, très peu de gens se souviennent des rêves survenus durant les stades I à IV. Toutefois, il en va autrement pour les rêves du stade V, plus faciles à mémoriser du fait qu'ils sont plus structurés et scénarisés.

LE TRAIN DU SOMMEIL

Ainsi, à chaque cycle complet du sommeil, nous progressons du stade I au stade V. Pour illustrer notre parcours à l'intérieur d'un cycle de sommeil, comparons le sommeil à un train.

La locomotive marque ici l'endormissement. Les différents wagons illustrent la progression des stades du sommeil, soit de I à IV, ce dernier, comme on l'a vu, étant le moment où

36

le sommeil est le plus profond. Le sommeil décroît ensuite en profondeur pour atteindre la phase V ou sommeil REM. Un bref réveil marque la fin d'un cycle et le début du prochain.

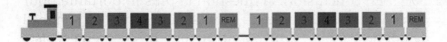

Lorsqu'à la fin du jour les premiers signes de fatigue se présentent, somnolence, bâillements, difficulté de concentration, yeux qui picotent, c'est alors l'heure de prendre le train du sommeil.

• **Durée des stades du sommeil au cours d'une nuit**

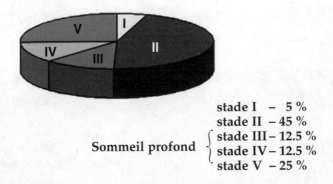

Sommeil profond
$$\left\{ \begin{array}{l} \text{stade I} \ - \ 5 \% \\ \text{stade II} \ - 45 \% \\ \text{stade III} - 12.5 \% \\ \text{stade IV} - 12.5 \% \\ \text{stade V} \ - 25 \% \end{array} \right.$$

Ce graphique illustre les proportions du temps que nous passons dans chaque stade pendant une nuit complète de sommeil. En fait, nous passons un temps très inégal dans chacun des stades du sommeil.

Pour la régénération physique, il importe de profiter au maximum des deux cycles de sommeil profond qui se déroulent pendant les trois premières heures de la nuit, en éliminant tout ce qui peut faire obstacle à l'approfondissement du sommeil. Lorsque nous manquons de sommeil profond, il est difficile de se sentir en bonne forme. Nous sommes susceptibles de ressentir à divers degrés durant la journée de la somnolence, des nausées, des maux de tête, des raideurs musculaires et des troubles de concentration.

En conclusion, la question la plus importante pour chacun de nous est celle-ci : qu'est-ce qui assure un sommeil de bonne qualité ? Une bonne qualité de sommeil consiste dans le sommeil le plus profond possible. En d'autres mots, il s'agit de glisser librement dans les stades de sommeil profond et d'y rester tout le temps nécessaire à notre repos. Plus facile à dire qu'à faire... mais possible si vous continuez votre lecture.

Chapitre 3

L'HORLOGE BIOLOGIQUE INTERNE

Vous êtes-vous déjà demandé comment des personnes peuvent se réveiller précisément à la même heure tous les matins sans l'aide d'un réveille-matin ? Peut-être cela vous est-il arrivé nombre de fois ?

Il serait également justifié de se demander pourquoi nous avons besoin d'un réveille-matin pour nous lever alors que nous n'en utilisons pas pour aller dormir. Cette question peut sembler étrange, mais en fait il y a derrière cette différence une raison que vous êtes sur le point de découvrir.

Nous possédons tous un mécanisme, appelé horloge biologique interne, qui se manifeste dans notre corps par un certain nombre de variables destinées à nous indiquer quand nous sentir fatigués et quand nous sentir réveillés. L'horloge biologique a donc un impact sur la profondeur et la durée du sommeil.

Par exemple, en 1729, le physicien français Jacques d'Ortous de Mairan a observé que le mimosa* « savait » comment distinguer le jour (feuilles ouvertes) de la nuit

---

* Arbrisseau originaire du Brésil, de 10 à 40 cm de haut, pouvant atteindre, dans la nature, un peu plus d'un mètre.

(feuilles fermées), et ce, même enfermé dans une boîte étanche à la lumière*. Cette plante n'était donc pas sensible au soleil mais réagissait plutôt à une horloge biologique interne.

Il en est de même pour l'être humain. Il possède sa propre horloge biologique, même en l'absence de tous points de repères (heure et luminosité). À noter ici que les scientifiques ont découvert que son rythme n'était pas de 24 heures mais bien de 25,5 heures. Cette légère différence peut sembler anodine, mais elle signifie qu'un cycle de 25,5 heures transformerait en seulement trois semaines l'activité diurne d'un individu en activité nocturne ! Heureusement que notre organisme est doté de ce merveilleux mécanisme d'adaptation qui compense ce petit décalage pour le synchroniser avec le cycle du soleil (24 heures).

LE RYTHME CIRCADIEN

La fonction première de notre horloge biologique et la plus importante est de réguler le cycle de la température corporelle, appelé rythme circadien.

Contrairement à ce qui nous a déjà été enseigné, la température de notre corps n'est pas constante à 37° Celsius ou 98,6° Fahrenheit. Bien sûr, notre température corporelle peut aussi fluctuer selon des facteurs extérieurs comme le degré d'activité physique, une infection, un stress ou simplement la température ambiante. Par ailleurs, si une personne demeure allongée (mais éveillée) pendant une trentaine d'heures ou plus, on observera également une variation de sa température corporelle. Celle-ci fluctue d'environ 2° Celsius (3° Fahrenheit) au cours de la journée.

---

* http://www.lecerveau.mcgill.ca

Ces fluctuations de la température corporelle indiquent à notre cerveau quand dormir et quand se réveiller. Lorsque notre température augmente, nous avons tendance à nous sentir plus réveillé et nos ondes cérébrales sont habituellement rapides. Lorsque la température du corps diminue, nous tendons à nous sentir plus léthargique et fatigué. C'est le signal pour notre cerveau de ralentir son activité électrique pour nous amener vers le stade I du sommeil.

Outre la baisse de température de la nuit, notre température diminue aussi légèrement du début au milieu de l'après-midi. C'est cette diminution de température endogène, beaucoup plus que la prise du repas du midi, qui expliquerait la chute de vigilance et même la somnolence ressentie à ce moment de la journée. Il nous est tous arrivé à un moment ou l'autre de ressentir un besoin urgent de dormir ou de faire une sieste durant l'après-midi. Ce besoin est naturel, comme nous venons de le voir, et parfois cette forte envie de dormir durant l'après-midi est aussi forte que celle en fin de journée. Or, la majorité d'entre nous choisissons un stimulant, généralement la caféine, pour remédier au « coup de pompe » de l'après-midi, plutôt que de s'accorder une pause ou de faire une sieste.

Ainsi, c'est à cause de notre rythme circadien que la majorité d'entre nous deviennent fatigués précisément à la même heure, chaque soir. C'est aussi grâce à ce rythme que des personnes peuvent se réveiller sans réveille-matin précisément à la même heure chaque matin.

La deuxième fonction importante de notre horloge biologique est la sécrétion de la mélatonine selon le degré de luminosité.

LA MÉLATONINE ET LE SOLEIL

Vous êtes-vous déjà demandé pourquoi les êtres humains vont dormir à la nuit tombée ? Est-ce parce que quelqu'un, un jour, a décrété : « À *partir de maintenant, nous irons tous dormir lorsque la grosse boule de lumière jaune dans le ciel sera éteinte !* » Bien sûr que non !

Nous savons maintenant qu'il y a un système à l'intérieur du cerveau qui utilise la lumière et l'obscurité pour contrôler le niveau de certaines hormones du sommeil. En fait, en plus de la température corporelle, d'autres paramètres physiologiques connaissent des fluctuations endogènes importantes au cours de la journée. C'est le cas de plusieurs hormones, comme la mélatonine, couramment désignée comme l'hormone du sommeil. La mélatonine, fabriquée par la glande pinéale (aussi appelée épiphyse), est presque indécelable dans le sang pendant la journée. Elle commence à être sécrétée en milieu de soirée, à mesure que la lumière diminue, et elle atteint son pic de sécrétion entre 2 h et 4 h du matin.

Grâce à la mélatonine, nous éprouvons le besoin d'aller dormir le soir afin que notre corps puisse se régénérer. Si le taux de mélatonine est élevé, nous nous sentons somnolents et en perte d'énergie. Dès que les yeux captent moins la lumière, le niveau de mélatonine augmente. Ce phénomène est donc en relation directe avec la quantité de lumière naturelle que captent les yeux durant la journée.

Étant donné que la mélatonine est sécrétée lorsque nous sommes dans l'obscurité, elle est parfois appelée « hormone vampire ». Les travailleurs de nuit en savent quelque chose ! Nous en reparlerons plus longuement dans un chapitre ultérieur. Ce qu'il importe de comprendre ici, c'est que le fait de s'exposer régulièrement à la lumière du jour et de dormir en obscurité totale n'est pas une affaire de choix, mais une obligation à remplir pour rester pleinement réveillé et alerte longtemps durant la journée et ainsi dormir d'un bon sommeil la nuit tombée.

Mais alors pourquoi certains doivent-ils aller dormir plus tôt ou plus longtemps que d'autres ?

Chez l'être humain adulte, la durée moyenne du sommeil est de 7 à 8 heures. Mais pour les « gros dormeurs », c'est-à-dire environ 10 % de la population, 9 ou même 10 heures de sommeil sont nécessaires pour qu'ils se sentent bien éveillés durant la journée. À l'inverse, 5 ou 6 heures peuvent suffire aux 5 % de « petits dormeurs ». Il n'y a donc pas de durée idéale de sommeil valable pour tout le monde. Le seul véritable critère indiquant qu'on a dormi suffisamment est une sensation de bonne forme au réveil.

Par conséquent, affirmer que tout le monde devrait dormir 8 heures par nuit est aussi absurde que d'imposer à tout le monde de porter des chaussures de pointure 8.

Mais que l'on dorme 6 ou 10 heures par nuit, la quantité de sommeil lent profond est la même pour tous : environ 100 minutes. Ce qui distingue les gros dormeurs est donc leur durée plus longue de sommeil paradoxal et surtout de sommeil lent léger. Les petits dormeurs ont donc en quelque sorte un sommeil plus concentré en sommeil lent profond que les gros dormeurs.

Dans notre société obsédée par la performance, on cite souvent en exemple Napoléon, Louis XIV ou Churchill, qui ne dormaient, dit-on, que quelques heures par nuit. Mais, curieusement, on oublie de parler de tous les autres qui, comme Einstein, avaient besoin de 10 et parfois même de 12 heures de sommeil par nuit !

Les besoins de sommeil varient donc selon les individus et sont déterminés à la fois par leur bagage génétique et leurs habitudes de vie. Il en va de même pour notre tendance à nous coucher tôt et à nous lever tôt (type matinal) ou, au contraire, à nous coucher tard et à nous lever tard (type nocturne).

De façon générale, afin de déterminer si vous êtes un matinal ou un nocturne, voici quelques indices :

- Le type matinal se lève tôt et est en bonne forme le matin ; il aime accomplir les tâches difficiles en début de journée ; il préfère généralement se coucher tôt en soirée.

- Le type nocturne est en bonne forme le soir ; il aime effectuer les tâches difficiles en fin de journée ; ses soirées se prolongent sans effort. Il a tendance à être un lève-tard.

Il existe aussi un autre type : celui qui se lève tôt et se couche tard. Ce sont d'authentiques petits dormeurs remplis d'une énergie incroyable ; ils sont qualifiés d'increvables !

Si vous dormez habituellement 9 heures par nuit, il est inutile de chercher à ressembler à cette personne qui se réveille chaque jour en pleine forme après 5 heures de sommeil, ou encore de la rendre anxieuse en lui disant qu'elle ne dort pas assez ! De même, il est inutile de traiter de paresseux celui qui dort plus de 9 heures par nuit sous prétexte que vous-même retrouvez une forme parfaite après 6 heures de sommeil.

Il est donc important de bien déterminer vos besoins personnels en matière de sommeil et de les adapter à votre rythme de vie.

Chapitre 4

LA SIESTE

Le mot *sieste* vient de l'expression latine *sexta hora*, qui veut dire « sixième heure ». Originellement, ce repos était prévu 6 heures après le lever du soleil, au mitan de la journée. Or, si elle est actuellement en vogue dans plusieurs pays, notamment ceux où les après-midi sont trop chauds, nos conditions de vie à nous, Nord-Américains, nous empêchent le plus souvent d'en faire une pratique. Pourtant, une des études menées par la NASA* a permis de constater qu'une sieste réduit considérablement la somnolence diurne et améliore les performances de 40 %.

À Zurich, en Suisse, un des centres économiques les plus actifs a mis en place un lieu public réservé à la sieste, un « *Restpoint* »** en 2001. On y trouve 16 pièces munies d'un lit à une place, prêtes à accueillir ceux qui veulent y faire une pause régénératrice. Des conseils sur la relaxation et le sommeil sont également dispensés par une équipe de responsables. Cette équipe offre même son expertise aux compagnies désireuses d'installer une aire de repos sur les lieux de travail. On est bien loin de ces initiatives dans nos entreprises québécoises !

---

* Miguel MENNIG, *Le sommeil, mode d'emploi*, Éditions Eyrolles, 2004, p. 137.

** Idem, p. 136.

Pourtant, des études révèlent que 45 % des personnes estiment dormir en deçà de leur besoin et 62 % souffrent d'au moins un trouble du sommeil par mois (difficulté d'endormissement, mauvaise récupération, etc.). Or, un mauvais sommeil a des répercussions sur le quotidien : 48 % des personnes interrogées déclarent éprouver alors des effets négatifs sur leur caractère, 45 % sur leur humeur ou leur capacité de concentration, 32 % sur leurs activités quotidiennes et 30 % sur leurs relations interpersonnelles. Pour remédier à ces problèmes, une solution s'impose : la sieste !

Dans l'histoire, on note que :

– Napoléon, qui dormait peu la nuit, s'endormait à volonté pour de très brèves périodes.

– Newton, qui avait l'habitude de s'assoupir sous un pommier, fut interrompu dans son sommeil par la chute d'une pomme qui lui aurait alors inspiré la théorie de la gravité universelle.

– Salvador Dali se servait de petites siestes pour aiguiser sa créativité.

– Plus près de nous, certains hommes politiques ont la réputation de pouvoir faire la sieste à volonté*...

– En situation de stress, les navigateurs solitaires parviennent à gérer leur sommeil par tranches très courtes sur une période allant parfois jusqu'à trois mois ! Et ces personnes n'éprouvent aucun problème de performance ou de concentration.

---

* Parmi les vidéos accessibles sur YouTube, la sieste de Bill Clinton pendant une cérémonie religieuse dédiée à Martin Luther King a connu une grande popularité.

Le mot *sieste* ne désigne plus seulement le sommeil pris en milieu de journée, vers la sixième heure du jour, mais aussi, plus généralement, toute forme de repos (avec ou sans endormissement) pris en cours de journée par opposition au sommeil de la nuit. La sieste n'est pas réservée aux enfants ou aux personnes âgées. Les hommes et les femmes de tous milieux devraient la pratiquer.

LES BIENFAITS DE LA SIESTE

L'envie de dormir après le repas du midi n'est pas qu'une question de digestion. Comme nous l'avons vu, il s'agit d'un rythme biologique inné. En effet, si le coup de pompe de l'après-midi était lié à l'ingestion de nourriture, on l'observerait aussi après le déjeuner et le repas du soir, et les gens qui sautent le repas du midi en seraient épargnés. Or, il n'en est rien. Le coup de pompe s'observe même chez des individus qui n'ont pas dîné. Cependant, ce besoin de sommeil après le repas du midi est amplifié en cas de repas copieux et gras. Par ailleurs, si l'alcool s'ajoute au menu, l'effet de somnolence est pratiquement doublé.

La sieste a de nombreux bénéfices : elle réduit le stress, améliore la mémoire et la concentration, libère la créativité et rééquilibre le fonctionnement nerveux. Ainsi, faire une pause de quelques minutes permet de rester dynamique en rechargeant efficacement ses batteries. Les personnes qui ont un emploi du temps très chargé pourraient utiliser la sieste pour réduire leur temps de sommeil la nuit. Pratiquée quotidiennement, elle peut faire gagner 1 ou 2 heures de sommeil par nuit.

COMMENT PRATIQUER LA SIESTE

Il n'existe pas de durée type pour la sieste : la bonne durée est celle qui vous convient, mais, à titre indicatif, une sieste standard dure 20 minutes. Toutefois, si vous dépassez cette durée, vous passerez au sommeil profond. Se réveiller au milieu d'un cycle de sommeil profond n'est guère agréable. On se sent léthargique et perdu, si bien que certaines personnes en concluent que la sieste ne leur convient pas.

Cependant, le nombre de siestes (une, deux ou trois par jour ou davantage) et leur durée (de 1 à 20 minutes ou davantage) dépendent de critères individuels : emploi du temps et préférences de chacun. Mais attention ! Plus la sieste est longue, plus elle peut avoir des répercussions sur votre sommeil de nuit : votre temps d'endormissement en sera plus long ou différé.

Côté position physique, il faut avant tout se sentir à l'aise. Si vous ne pouvez pas vous allonger, vous pouvez rester assis le dos droit, si possible adossé, la tête appuyée en arrière ou au contraire penchée en avant. Le mieux est de décroiser les bras, de surélever les jambes, de fermer les yeux, de ralentir progressivement sa respiration et le rythme de ses pensées, et enfin de décontracter tous les muscles du corps.

Certaines personnes hésitent à faire la sieste parce que le simple fait de s'arrêter les rend passives et qu'elles ont ensuite de la difficulté à reprendre leurs activités. D'autres se sentiront assaillies par un malaise physique, comme un mal de tête, ou une envie de dormir plus longtemps. Ces gens auraient pourtant avantage à expérimenter la sieste de temps à autre. Au début, il est préférable de commencer par de courtes périodes de détente, car ces malaises sont parfois causés par un trop long moment de repos.

Ainsi, 5 minutes de pause après le repas du midi favorise la digestion et permet à l'esprit de s'évader quelques instants. La reprise du travail ou des activités n'en sera que plus agréable.

Les journées exigeantes seront propices à l'essai d'une longue sieste. Dans ce cas, une tentative d'une durée de 15 à 20 minutes permettra d'expérimenter le regain d'énergie que la sieste procure. Une plus grande vivacité d'esprit, une meilleure concentration et davantage de tolérance à l'égard des situations difficiles en seront le résultat concret.

Comme toutes les activités humaines, la sieste s'apprend. On peut progresser dans cette activité en s'y exerçant. Dans son livre *Éloge de la sieste*, Bruno Comby affirme que les champions de la micro-sieste (20 minutes et moins) peuvent ainsi s'endormir très profondément et se réveiller en pleine forme en quelques minutes, voire même quelques secondes. Si vous n'y parvenez pas du premier coup, c'est normal. Persévérez néanmoins : une courte relaxation effectuée ainsi pendant quelques minutes vous permet de récupérer, même si vous n'atteignez pas ce genre de sommeil dès vos premières tentatives. Progressivement, vous serez capable de faire des siestes de plus en plus courtes, de plus en plus régénératrices.

Dans l'avion, en voiture, dans le train, l'autobus, le métro, dans une salle d'attente ou même au travail, la sieste peut se pratiquer presque partout.

Chapitre 5

LES CONDITIONS D'UN BON SOMMEIL

Après une journée active, se glisser dans un lit chaud et confortable, dans un lieu peu éclairé et silencieux, est l'une des formes simples de l'art de vivre au quotidien. C'est pourquoi il est essentiel de réunir toutes les conditions favorables à un sommeil de qualité et en quantité suffisante.

L'heure qui précède le sommeil a une grande importance sur les plans physique et psychologique. Pour faciliter l'endormissement, le tonus musculaire doit se relâcher et la température corporelle s'abaisser. Bien qu'un bain chaud augmente la température du corps, cette hausse thermique est immédiatement suivie d'une diminution, propice au sommeil.

L'alimentation est aussi à surveiller avant le coucher. Le moment de la collation et le type de nourriture sont des facteurs importants. Un léger casse-croûte avant le sommeil peut faciliter l'endormissement, mais un repas copieux produit l'effet inverse. La stimulation de l'activité du système digestif nuit à l'endormissement et à la qualité du sommeil. Une collation légère peut prendre la forme d'un fruit ou d'un légume cru, ou même d'un jus de fruits non sucré[*]. Si une

---

[*] Le sucre raffiné (biscuits, gâteaux, etc.) est à éviter en raison de son effet stimulant sur l'organisme.

telle collation ne procure pas la satisfaction voulue, sans doute que la petite fringale avant d'aller dormir n'a rien à voir avec un besoin alimentaire.

L'idéal est d'éviter toute nourriture et tout liquide dans les 30 dernières minutes avant d'aller dormir. En effet, certains aliments étant plus ou moins difficiles à digérer, ils peuvent causer un inconfort, provoquer des éveils nocturnes et même susciter des cauchemars.

Il convient aussi de rendre l'environnement calme en diminuant ou en éliminant les sources de bruit : discussions bruyantes, querelles ou musique dynamisante et trop forte. De même, afin d'abaisser progressivement la stimulation de tous les sens, il importe de tamiser graduellement l'éclairage le soir à la maison, de baisser les stores ou de tirer les rideaux. Les bâillements arriveront : encouragez-les et bâillez avec ferveur. Une ambiance calme et une atmosphère feutrée favorisent le repli sur soi et un relâchement du stress. Se diriger vers la chambre lorsque les bâillements se font plus nombreux ne pose alors aucune difficulté.

Toute activité intellectuelle en fin de soirée tendra à susciter des obstacles à l'endormissement. En début de soirée, il convient de se mettre progressivement au ralenti en évitant toutes les activités stimulantes comme le travail ou les jeux sur ordinateur, les discussions animées ou les lumières vives.

Si le stress est tenace et empêche l'endormissement, une détente au coucher sera alors essentielle pour accéder à un lâcher-prise mental. Par exemple, une musique apaisante ou encore une lecture divertissante aura pour effet de vous transporter dans un univers harmonieux et de déplacer votre attention. Au lieu de penser aux problèmes à régler et d'entretenir une forme d'anxiété qui maintient l'éveil, on laisse son esprit divaguer vers une dimension plus agréable. Ainsi, la diminution de l'activité mentale favorisera le ralentissement des ondes cérébrales, permettant ainsi au sommeil de prendre place.

Nous pensons souvent que devrions être capable de dormir n'importe où et dans n'importe quelles conditions ou presque. Cette pensée est irréaliste. En fait, notre sommeil dépend de nombreux facteurs environnementaux susceptibles de le perturber ou même de l'interrompre. L'environnement immédiat doit être propice au sommeil et la chambre à coucher doit inciter au repos en étant à la fois accueillante et fonctionnelle. En voici quelques éléments :

- La couleur de la chambre doit être douce. Dans le choix des teintes ou du papier peint, assurez-vous que les coloris n'agressent pas les yeux.

- La literie, de préférence en fibre naturelle (100 % coton), doit être confortable, souple, douce et adaptée à la saison. Le matelas, le sommier et l'oreiller doivent être également confortables. Les couvertures, quant à elles, doivent être le plus légères possible et permettre l'aération tout en gardant au chaud.

- Les tentures, les rideaux ou les stores doivent s'ouvrir aisément pour laisser entrer la lumière durant le jour et être suffisamment opaques pour procurer l'obscurité nécessaire au sommeil, surtout pour ceux qui dorment le jour.

- Les vêtements de nuit ne doivent pas être trop serrés aux poignets, à la taille ou aux chevilles. Pas de gros boutons, ni quoi que ce soit de saillant qui pourrait gêner les mouvements.

- Pour un bon sommeil, l'air doit circuler dans la chambre. Faites-la aérer régulièrement en ouvrant la fenêtre, préférablement en dehors des heures de sommeil, sinon les bruits de l'extérieur risqueraient de perturber le repos du couche-tôt, du lève-tard ou encore du travailleur de nuit qui dort le jour.

- Une chaleur excessive nuit au repos. La température idéale à maintenir dans la chambre est de 19 °C.

- Afin de diminuer les problèmes dus aux allergies, supprimez les tapis et surtout ne permettez pas aux animaux domestiques de dormir dans votre lit. Il a été prouvé que leur présence dans un lit au moment du sommeil entrave la qualité du sommeil, tant chez l'adulte que chez l'enfant.

- Afin de favoriser le sommeil, la chambre devrait être le plus sobre possible ; le téléviseur et l'ordinateur devraient en être bannis !

- La chambre idéale est éloignée des sources de vibrations, de bruits et de polluants atmosphériques. Elle n'est pas située dans un sous-sol humide ni au-dessus d'un garage, à cause des émanations d'essence.

Les conditions d'un bon sommeil vont au-delà des plans matériel, physiologique et psychologique. Une bonne hygiène de sommeil suppose le respect de certaines règles de base.

LES ENNEMIS DU SOMMEIL

Pour bien gérer son sommeil, il importe de connaître non seulement les facteurs qui le favorisent, mais également ceux qui lui nuisent. Penchons-nous tout d'abord sur les cinq ennemis du sommeil, soit le tabac, la caféine, l'alcool, le stress et... les médicaments pour dormir !

A- Le tabac

Le tabagisme est une toxicomanie bien connue résultant de l'accoutumance au tabac contenu dans les cigarettes, les cigares, le tabac à pipe, notamment. La nicotine contenue dans le tabac constitue le principal agent de cette accoutumance (il y en a d'autres, mais d'importance moindre). Certains auteurs soutiennent que la nicotine est, de toutes les drogues licites et illicites, celle qui entraîne la plus forte accoutumance. Passant directement des poumons au cerveau, la fumée du tabac y achemine les matières toxiques (4 000 éléments chimiques différents, dont 50 sont cancérigènes) en moins de 10 secondes, soit plus rapidement que ne le ferait une injection intraveineuse.

La nicotine est un stimulant : elle garde le cerveau réveillé et, évidemment, rend ainsi le sommeil plus difficile. Comparés aux individus qui n'ont jamais fumé, les fumeurs s'endorment plus difficilement et dorment moins longtemps : le temps de latence d'endormissement est plus long et la durée totale du sommeil, plus courte. Le sommeil profond est moins long et les phases de sommeil lent sont moins nombreuses. Certains fumeurs voient même leur sommeil interrompu par le besoin de fumer. Le fumeur réduirait ainsi la durée de son sommeil pour répondre à son manque de nicotine.

Certes, certaines personnes affirment que fumer les détend. Cependant, cette sensation de détente est illusoire.

La nicotine absorbée stimule la libération de la dopamine (neurotransmetteur) dans le cerveau, ce qui procure une sensation éphémère de bien-être. Il reste qu'une détente sans cigarette est beaucoup plus bénéfique pour la santé du fumeur.

Si vous êtes un fumeur, voici quatre points importants qui vous inciteront peut-être à arrêter de fumer pour améliorer votre sommeil :

- Fumer ne fait pas maigrir.

- Fumer accélère le vieillissement de la peau. Le tabagisme est associé à l'apparition de rides le long des lignes d'expression.

- Chez l'homme, la nicotine a un effet néfaste sur la capacité d'érection et peut causer l'impuissance.

Signalons ici que le sevrage de la nicotine entraîne momentanément des problèmes de sommeil qui peuvent mettre jusqu'à quatre semaines pour se résorber. Toutefois, cette difficulté est passagère et vous retrouverez ensuite un sommeil de qualité et vraiment régénérateur.

B- La caféine

Outre les grains de café, la caféine est une substance présente de manière naturelle dans divers aliments tels que les feuilles de thé et le cacao. Par ailleurs, elle est également ajoutée à divers produits alimentaires comme des boissons gazeuses, des boissons énergisantes, des friandises, de même qu'à plusieurs médicaments, notamment ceux destinés à soulager les symptômes du rhume et de la grippe. Comme la caféine possède un effet coupe-faim, on l'intègre souvent aux produits dits amaigrissants.

Étant donné ses propriétés stimulantes sur le système nerveux central et le système cardiovasculaire, la caféine améliore la vigilance et la performance cognitive à court terme. Elle combat aussi la fatigue mentale et physique dans un court laps de temps, mais à quel prix ! Elle se répand rapidement dans tous les tissus du corps, y compris le cerveau. Elle peut retarder l'endormissement, causer de la nervosité et de l'agitation, rendant ainsi le sommeil moins réparateur. De plus, la consommation prolongée de caféine provoque une dépendance et diminue les effets des sédatifs et des calmants comme les somnifères (benzodiazépines).

Il faut généralement une dose d'au moins 60 mg de caféine pour obtenir un effet de vigilance de quelques heures, mais les grands consommateurs de caféine pourraient avoir besoin de doses plus importantes (200 mg et plus) en raison de l'accoutumance. De plus, il est prouvé qu'une « dose » de caféine en soirée perturbe le sommeil, mais il peut en être de même à un autre moment de la journée. Par exemple, un travailleur de nuit qui prend un café à 5 h du matin altérera la qualité de son sommeil. Ainsi, même chez les personnes ayant un horaire de jour, le café pris le matin peut altérer le sommeil réparateur durant la nuit, surtout avec l'âge, car le corps métabolise plus lentement en vieillissant. De fait, les effets stimulants de la caféine augmentent avec l'âge. Une dose tolérable à 25 ans peut rendre insomniaque à 50 ans. Par ailleurs, il a aussi été démontré qu'il existe une sensibilité individuelle à la caféine. Certaines personnes réagissent fortement à la prise de café avant d'aller dormir, tandis que d'autres n'en sont absolument pas dérangées.

Voici quelques sources de caféine et leur teneur en fonction de la portion :

Boisson ou aliment	Portion	Teneur en caféine
Café filtre	1 tasse (250 ml)	179 mg
Café infusé	1 tasse (250 ml)	135 mg
Percolateur	1 tasse (250 ml)	118 mg
Café instantané	1 tasse (250 ml)	75 mg à 106 mg
Café espresso	¼ de tasse (50 ml)	60 mg à 80 mg
Boisson gazeuse de type cola	355 ml (1 canette)	36 mg à 50 mg
Boisson énergisante	355 ml (1 canette)	114 mg
Thé	1 tasse (250 ml)	30 mg à 50 mg
Chocolat pour la cuisson	100 g	90 mg à 200 mg
Café décaféiné	1 tasse (250 ml)	2 à 6 mg

On peut remplacer ces boissons excitantes pour l'organisme notamment par des infusions à base de plantes aux propriétés calmantes. Par exemple, la camomille, la verveine, le tilleul (sans la menthe, qui est un excitant), la valériane, la marjolaine, la passiflore, la mélisse (citronnelle), la fleur d'oranger, la lavande, l'aubépine et le saule blanc.

La caféine étant considérée comme une drogue alimentaire, son sevrage peut entraîner quelques inconforts tels que la somnolence, des étourdissements, des maux de tête, etc. Toutefois, ici encore, le bénéfice est de retrouver un sommeil de qualité.

C- L'alcool

Plusieurs adeptes du verre de vin rouge quotidien justifient leur consommation en invoquant son effet bienfaisant sur la santé cardiovasculaire et son pouvoir antioxydant. En outre, l'étude publiée dans le numéro de février 2008 du *American Journal of Physiology : Heart and Circulatory Physiology* révèle que ces bienfaits sur le cœur et les vaisseaux sanguins ne sont pas exclusifs au vin rouge, mais sont le fait de toutes les boissons alcoolisées.

Les chercheurs ont remarqué qu'un verre de vin ou une quantité d'éthanol (de l'alcool pur) équivalente à la quantité présente dans une bière ou une portion de spiritueux avait effectivement certains effets bénéfiques. Cette quantité d'alcool entraîne une dilatation des vaisseaux sanguins, ce qui peut être considéré comme avantageux. En effet, la circulation sanguine en serait facilitée, ce qui réduirait le travail du cœur.

Cependant, cette étude indique que le second verre pourrait annuler cet avantage. En effet, en activant le système nerveux, l'alcool aurait pour effet d'augmenter les influx nerveux au niveau des vaisseaux sanguins, ce qui annulerait l'effet de dilatation. De plus, ce second verre augmenterait le rythme cardiaque, de sorte que le cœur pomperait alors plus de sang que nécessaire.

Par ailleurs, selon les détracteurs de cette étude, l'effet bénéfique d'une consommation modérée de vin et plus généralement d'alcool, avancé par plusieurs autres études, pourrait provenir d'une erreur méthodologique consistant à ranger dans la catégorie des abstinents les anciens alcooliques devenus abstinents. Les études exemptes de cette erreur ne révèlent aucun effet positif de la consommation modérée d'alcool, ni sur les cancers ni sur les maladies cardiovasculaires[*]. Au contraire, une consommation même modérée d'alcool serait un facteur de risque pour de nombreux cancers[**].

À chacun de se faire son idée, mais il faut reconnaître que même si l'alcool est bon au goût et agréable lors d'un repas ou d'une occasion spéciale, il est perçu comme un poison par l'organisme, notamment :

• Au niveau du foie : Le foie joue un rôle essentiel dans l'élimination des substances toxiques, y compris de l'alcool. À long terme, la consommation d'alcool endommage le foie, car il lui fait perdre sa spongiosité et le rend granuleux. Les tissus devenus fibreux empêchent le sang de circuler normalement : le foie cesse alors de fonctionner et meurt.

• Au niveau neuronal : La toxicité alcoolique se manifeste par des perturbations motrices (ataxie) des neurones, ce qui se traduit par de l'inattention et une réduction des réflexes qui provoquent de nombreux accidents. À partir de 1,5 g/l, la neurotoxicité de l'alcool se manifeste sous forme d'amnésie ; vers 3 g/l, elle peut même entraîner la mort par une détresse respiratoire consécutive au dysfonctionnement des centres respiratoires bulbaires.

Une autre vertu que nos ancêtres accordaient à l'alcool était de diminuer la douleur et de favoriser le sommeil. Bien qu'il soit un sédatif ou un dépresseur et facilite l'endormis-

---

[*] MIDDLETON, FILLMORE, KAYE et al. _Addiction Research & Theory in Moderate alcohol use and reduced mortality risk: Systematic error in prospective studies_, vol. 14, 2 avril 2006, p. 101-132.

[**] Communiqué du 11 décembre 2007 de l'Institut national du Cancer.

sement, l'alcool dérègle la régularité du sommeil, provoque des fractionnements pendant la nuit dans les périodes de sommeil profond, en plus d'être responsable de somnolence diurne.

Attention ! l'alcool et les somnifères ne font pas bon ménage et peuvent même composer un cocktail dangereux, car les somnifères amplifient considérablement les effets de l'alcool. Il faut donc rester bien vigilant.

Enfin, le sevrage d'alcool peut provoquer notamment une insomnie de rebond temporaire. Il faut laisser au sommeil le temps de se reconstruire de façon naturelle. La période nécessaire pour cette reconstruction est plus ou moins longue selon les individus.

D- Le stress

En 2003, une étude de l'American Institute of Stress affirmait que 80 % des consultations médicales étaient liées au stress, de même que 60 % à 80 % des accidents de travail. Relations tendues, perte d'un être cher, exigences élevées au travail et à la maison, divorce, mariage, perte d'emploi, retraite, changement de carrière, départ des enfants, problèmes avec les beaux-parents, difficultés avec le patron, voyages, vacances, Noël, la liste est longue... En fait, le stress est une réaction réflexe, tant psychologique que physiologique, de l'organisme devant une situation difficile qui demande une adaptation.

Sous l'effet du stress, le fractionnement du sommeil est la première modification observée : la nuit est donc entrecoupée de plusieurs réveils. Cette situation reflète l'effort d'adaptation de l'organisme, car la situation stressante est interprétée par le cerveau comme dangereuse. Pour l'affronter, il faut rester éveillé ou, tout au moins, se réveiller souvent.

La survie peut en dépendre. L'exemple du sommeil des antilopes qui vivent dans la savane à proximité des lions est très instructif. Le rythme de leur sommeil s'est adapté à la situation : elles dorment au plus 20 minutes, de nuit comme de jour, afin de limiter le danger extrême que représente le sommeil dans un environnement hostile. Leur situation peut se comparer à celle de l'individu qui doit prendre soin de sa famille, se défendre dans un environnement professionnel hostile, etc.

Il n'existe malheureusement aucun remède miracle au stress, qu'il soit d'origine aiguë (dû à un événement ponctuel) ou d'origine chronique (dû à un événement dont on ne peut entrevoir la fin). Dans tous les cas, il aura une incidence sur la qualité et la quantité de sommeil. Les traitements thérapeutiques offerts aux personnes aux prises avec des problèmes de stress axent une partie importante de leurs interventions sur la modification de l'attitude.

Toute stratégie antistress vise à éliminer ou à réduire les agents stressants, mais les solutions peuvent parfois s'avérer aussi stressantes que le problème (se retrouver sans emploi ou supporter un patron acariâtre). Il faut alors poursuivre l'exploration psychothérapeutique pour trouver la meilleure solution ou, dans certains cas, accepter qu'il n'y ait pas de solution. Il convient alors de se tourner vers le lâcher-prise, ce qui, dans certaines circonstances, est également une attitude saine.

Ce qu'il faut retenir ici, c'est qu'il se produit durant la vie de tout individu des événements fatalement assortis de stress, par exemple les changements de statut, les deuils ou les maladies (qui vous touchent ou atteignent vos proches). Le lecteur trouvera dans la section des alliés du sommeil des stratégies visant à diminuer les effets du stress sur le sommeil.

E- Les médicaments pour dormir

Trois grandes classes de médicaments agissent sur le sommeil :

- Les somnifères, ou hypnotiques : Très actifs, ils permettent un prompt endormissement et évitent les réveils pendant la nuit.

- Les anxiolytiques, ou calmants : Ils réduisent l'anxiété (surtout chez celui qui retarde son coucher par crainte de ne pouvoir s'endormir) et facilitent l'endormissement.

- Les antidépresseurs : Ils agissent sur l'insomnie et la fatigue matinale du déprimé.

Ils peuvent, lorsqu'ils sont employés temporairement et avec parcimonie, être d'un grand secours pour remédier aux troubles de sommeil. Cependant, il faut savoir que le sommeil provoqué par les hypnotiques n'est pas naturel. Il modifie la structure du sommeil en écourtant la durée de deux stades : le sommeil lent profond (stade IV) et le paradoxal (stade V).

Quel que soit le soin apporté à l'étude du dosage et du temps d'élimination du produit par l'organisme, des effets se font toujours sentir après le réveil, telle une diminution de la concentration et de la productivité intellectuelle et physique de leurs utilisateurs. De plus, ils peuvent créer une dépendance (on ne peut plus s'en passer) et une accoutumance (on doit augmenter la dose pour avoir le même effet).

Également, il peut être dangereux de prendre plusieurs médicaments à la fois. La mort de l'acteur Heath Ledger en févier 2008 devrait servir d'avertissement à tous ceux qui prennent plus d'un médicament de prescription en même temps. Le célèbre artiste prenait des somnifères, des analgésiques et des médicaments contre le stress.

Des milliers de personnes sont victimes chaque année d'interactions regrettables entre leurs médicaments et plusieurs en meurent. Tous les groupes d'âge sont concernés par ce problème, mais tout particulièrement les personnes âgées, qui ont souvent recours à plusieurs médicaments.

Enfin, la plupart des gens développent une dépendance aux somnifères. Lorsqu'ils cessent d'en prendre, ils subissent un « syndrome de sevrage » : ils sont en manque et ont un rebond d'insomnie, d'anxiété et de cauchemars. Pendant une période plus au moins longue, le sommeil traverse une phase où il est encore pire qu'avant le début du traitement. Une année de prise de benzodiazépines se traduit par 1 mois de syndrome de sevrage ; 10 années de prise aboutissent à 1 année de syndrome de sevrage ! Voilà pourquoi il faut toujours penser à réduire très progressivement les doses lors de l'arrêt d'un tel traitement et éviter de le prolonger sur une longue période.

Il existe bien d'autres saboteurs du sommeil qui entravent la qualité et la quantité de sommeil dont nous avons besoin chaque jour. Cependant, avec cette liste, vous êtes déjà en mesure de faire des choix éclairés pour améliorer l'efficacité du repos.

LES ALLIÉS DU SOMMEIL

Examinons maintenant les 6 alliés qui contribuent à l'obtention d'un bon sommeil, soit l'alimentation, le soleil, la respiration, l'exercice physique, l'eau et les trucs antistress.

A- L'alimentation

Vous avez peut-être remarqué que vous vous sentez fatigué ou plein d'énergie après avoir mangé certains aliments. Votre alimentation influe en effet sur la qualité de votre sommeil.

Certains aliments favorisent la synthétisation de l'hormone du sommeil et, par le fait même, ils procurent un meilleur sommeil. Il s'agit de découvrir les habitudes alimentaires qui favorisent l'endormissement et, à l'inverse, celles qui peuvent nuire à la qualité du sommeil.

• **À privilégier :**

- Les aliments riches en magnésium : céréales complètes, fruits secs, avocats et bananes.

- Les aliments riches en acides aminés : lait et produits laitiers (à cause du tryptophane qu'ils contiennent et qui favorise la synthèse de la sérotonine, précurseur de la mélatonine, hormone facilitant le sommeil), tomates, avocats, aubergines, bananes, dattes, noix et prunes. Par ailleurs, les acides gras de la famille des oméga 3 facilitent l'action de la sérotonine au niveau cellulaire. On les trouve dans les huiles de colza, de soja et de noix, ainsi que dans les poissons gras (maquereau, sardine, saumon).

- Les fruits et les légumes. Facilement assimilables, ils procurent un regain d'énergie.

- Certaines tisanes (tilleul, camomille, verveine, lavande, passiflore, valériane, etc.). Toutefois, si le fait d'ingurgiter du liquide en soirée vous oblige à aller aux toilettes durant la nuit, il serait sage d'éviter toute boisson 2 heures avant le coucher.

– Du lait chaud avec du miel. Ce n'est pas un mythe ! Le cerveau transforme en sérotonine (précurseur de la mélatonine) le tryptophane et le calcium contenus dans le lait. Mais attention aux intolérances, trop de produits laitiers peut causer plus de tort que de bien.

– Les noix, les légumineuses, les pommes de terre, la salade. Ils contiennent du magnésium qui équilibre le système nerveux.

• **À éviter :**

– Évidemment, tout ce qui est à base de caféine, comme le café, le thé, le chocolat, le coca, etc., de même que les boissons alcoolisées, ainsi que nous l'avons vu précédemment.

– La nourriture riche (beaucoup de crème), grasse (friture), sucrée (desserts) ou trop épicée.

– Les repas tardifs. Toutefois, sauter un repas n'étant pas recommandé, si vous mangez tardivement, une soupe aux légumes ou un bouillon chaud est souvent l'idéal. Une salade pour ceux qui n'ont pas de difficulté à la digérer est aussi une option valable.

– Les repas copieux. Ils sont la cause la plus fréquente d'un sommeil perturbé. Sans provoquer nécessairement des insomnies, ils nous donnent l'impression de n'avoir dormi que d'un œil. Un gros steak-frites avec du vin suivi de fromage entraînera presque à coup sûr une nuit agitée, sans compter les flatulences et autres problèmes digestifs. Les énergies habituellement dédiées à la reconstruction cellulaire, à l'efficacité du système immunitaire de même qu'à la recharge du potentiel énergétique sont alors mobilisées par la digestion, avec les inconvénients que cela comporte.

B- Le soleil

Avec toutes les campagnes anti-soleil des dernières années, bien des gens en sont venus à croire que moins on s'expose au soleil, mieux c'est pour la santé. Pourtant, le soleil est un antidépresseur naturel et une thérapie pour mieux dormir.

En effet, en été, les consultations chez les psys baissent considérablement grâce à la lumière solaire. Il est maintenant connu que la lumière – et non pas les UV – stimule le cerveau, alors que son absence a un effet dépresseur. Ceci s'explique par le fait que lorsque les jours raccourcissent, la glande pinéale, située dans le cerveau, sécrète une grande quantité de mélatonine, hormone responsable du sommeil, ce qui provoque une baisse d'énergie physique et mentale. Quand les jours allongent, le surplus de lumière naturelle inhibe la sécrétion de mélatonine, ce qui fait grimper le moral en flèche. Par ailleurs, les gens énergiques et heureux dorment mieux la nuit.

Bon nombre de personnes qui se plaignent de troubles du sommeil ne s'exposent pas suffisamment à une lumière naturelle. Beaucoup d'entre nous passons une grande partie de notre journée dans des endroits sombres ou à éclairage tamisé. Par exemple, nous passons du garage à la voiture, puis au bureau. Nous nous exposons à différentes sources de lumière artificielle très faibles : la lumière de l'écran d'ordinateur ou de télévision, celle d'un lampadaire. Résultat : le corps ne parvient plus à faire la différence entre le jour et la nuit et notre sommeil devient perturbé.

Dans un bureau éclairé par une lumière artificielle, l'intensité lumineuse est d'environ 500 lux. Un lux correspond à la lumière que vous recevez lorsque vous êtes dans une chambre sombre avec une seule bougie. Au lever du soleil, l'intensité de la lumière est d'environ 10 000 lux. À midi, la luminosité peut atteindre les 100 000 lux.

Il est donc très important de s'exposer un minimum de 30 minutes par jour à la lumière du soleil, car cette exposition permet à notre horloge interne de se synchroniser pour déterminer les heures de veille et les heures de sommeil. Le matin, prenez l'habitude d'ouvrir les tentures dès que vous vous réveillez. L'heure du dîner est également une occasion de mettre le nez dehors. Si vous travaillez chez vous, n'hésitez pas à sortir souvent dans le jardin. Si vous travaillez dans un bureau, déplacez-vous près de la fenêtre pour recevoir plus de soleil.

C- La respiration

Peut-être parce que la respiration est innée, on ne réalise pas toujours à quel point elle est vitale pour notre santé et notre bien-être. Pour bien fonctionner, le cerveau a besoin de beaucoup d'oxygène. Il utilise à lui seul 20 % de l'oxygène disponible dans tout le corps. Lorsque le cerveau est en manque d'oxygène, il suscite un bâillement ou un soupir afin de rétablir le niveau d'oxygène dans le sang.

En plus d'éliminer les toxines, d'oxygéner, de calmer, la respiration permet de s'endormir paisiblement. En effet, quand nous dormons ou quand nous nous reposons, la respiration ralentit et devient profonde, abdominale.

Afin de faciliter l'endormissement, on peut pratiquer cette respiration qui est différente de celle plus superficielle, thoracique, qui se produit naturellement durant la journée.

Voici un exercice à faire au moment de vous endormir :

- Installez-vous confortablement dans votre lit et fermez les yeux.

- Placez une main sur votre ventre, l'autre sur votre poitrine.

- Inspirez profondément, par le nez, en tentant de ne remplir que la partie inférieure des poumons. Votre ventre devrait se gonfler et votre poitrine, rester immobile.

- Expirez lentement, toujours par le nez, jusqu'à vider complètement vos poumons. Votre abdomen devrait être ramené vers l'intérieur.

- Concentrez-vous sur les sons de votre respiration et sur la sensation d'apaisement qui s'installe dans votre corps.

- Recommencez l'exercice jusqu'à ce que... vous dormiez.

Durant le sommeil, le cerveau consomme beaucoup d'oxygène, surtout en sommeil paradoxal, d'où l'importance de bien aérer la chambre avant le coucher.

D- L'exercice physique

L'exercice physique est un des meilleurs alliés pour jouir d'une bonne nuit de sommeil et il va de pair avec la nécessité de créer une bonne fatigue. Pourtant, la majorité des gens sont très sédentaires. Par ailleurs, la conviction d'être « trop fatigué » pour faire de l'exercice physique (marcher, patiner, nager, etc.) repose sur une perception erronée. Car les humains qui mangent à satiété possèdent, dans les graisses accumulées, une réserve quasi inépuisable d'énergie, du moins pour s'adonner à des activités de faible intensité.

« Il faudrait bien que je fasse de l'exercice, c'est sûr que ça serait bon pour mon sommeil et ma santé. » Ce cliché résume bien les intentions d'un grand nombre de personnes à l'égard de l'exercice : IL FAUDRAIT BIEN QUE... Vous avez remarqué le conditionnel ? De toute évidence, savoir que l'exercice est bon pour le sommeil et en faire sont deux choses bien distinctes.

Il y a de multiples avantages à être physiquement actif et, c'est bien connu, la fatigue physique suscite un sommeil de qualité. Toutefois, des inconvénients, réticences et obstacles en tous genres incitent à la passivité. Comme ce sont là les « mauvais côtés » qui vous tiennent cloués à votre sofa et vous font retarder votre passage à l'action, nous allons les examiner de plus près[*].

- **« Je n'ai pas le temps. »**

  Manquez-vous vraiment de temps ? Les différentes recherches révèlent qu'il suffit de 30 minutes d'exercices modérés (la marche rapide, par exemple) par jour pour sortir du clan des sédentaires, ce qui représente à peine 3 % du temps d'éveil moyen par jour. Et il n'est pas nécessaire de s'exécuter tout de suite sept jours par semaine. Quelques séances par semaine, c'est déjà un excellent départ.

---

[*] Tiré du livre de Richard CHEVALIER, *À vos marques, prêts, santé !*, 3e édition, Saint-Laurent, Éditions du renouveau pédagogique, 2003. Ce livre approfondit les concepts abordés ici.

- **« Ma condition physique est trop mauvaise. »**

Raison de plus pour bouger ! Il est démontré que les gens sédentaires sont plus souvent malades et visitent plus souvent le médecin que les personnes physiquement actives.

- **« Je suis trop fatigué. »**

C'est souvent le manque d'exercices qui rend fatigué. Ce genre de « fatigue » relève davantage de la tension nerveuse, c'est-à-dire du stress. Or, l'activité physique soulage justement le stress de la fatigue et accroissent l'énergie.

- **« Ça coûte cher. »**

Si vous optez pour la marche rapide, qui est le meilleur exercice pour quitter en douce la vie sédentaire, vous n'aurez aucun sou à débourser. De plus, une fois que vous aurez la piqûre de l'exercice, vous ne verrez plus cette question du même œil. Dépenser pour acheter des vêtements ou des équipements de sport sera bientôt perçu non pas comme une dépense, mais comme un investissement dans votre santé physique et mentale.

- **« J'ai peur de me blesser. »**

Vous auriez raison si vous vous mettiez du jour au lendemain à jouer au hockey, au badminton ou au tennis après une longue période de sédentarité. Mais si vous débutez de manière progressive en pratiquant une activité dont l'intensité est facile à contrôler, les risques sont pratiquement nuls de vous blesser.

- **« Je suis malhabile dans les sports. »**

On peut quitter la vie sédentaire en se levant de sa chaise et en marchant. On peut aussi opter pour des activités qui n'exigent pas un haut niveau d'habileté motrice, par exemple le step, le tai-chi, l'aquaforme, le vélo (stationnaire ou de promenade). Vous n'avez donc pas besoin d'être « bon » dans les sports pour devenir une personne physiquement active.

- **« Il n'y a pas de gym près de chez moi. »**

Ni le gymnase ni le centre de conditionnement physique ne sont indispensables pour se mettre en forme. Il y a beaucoup d'activités physiques qui se pratiquent à la maison ou autour, ou encore dans un parc ou dans la grande nature : vélo, patin à roulettes, ski de fond, patinage sur glace, randonnée en montagne, corde à sauter, exercices sur appareils de mise en forme, exercices sur tapis devant le téléviseur, montée fréquente des escaliers, etc.

Vous n'êtes pas encore convaincu ? En plus de la qualité de sommeil qu'il procure, voici trois autres bonnes raisons de faire de l'exercice physique :

- **Pour le moral :**

Chez les adeptes de l'activité physique énergique, comme les joggeurs, le fait suivant est bien connu : au bout de 15 à 30 minutes d'effort soutenu, l'esprit atteint un état légèrement euphorique où les pensées sont spontanément positives et même créatives. Le phénomène est attribuable à des hormones appelées endorphines qui sont libérées dans l'organisme pendant l'effort. Dans un chapitre où il explique l'effet des endorphines, le Dr David Servan-Schreiber affirme que ce phénomène ne s'émousse pas avec le temps : « *Plus le mécanisme naturel du plaisir est stimulé [de cette façon], plus il semble devenir sensible. Et les gens qui font régulièrement de l'exercice tirent plus de plaisir des petites choses de la vie : de leurs amis, de leur chat, des repas, de leurs lectures, du sourire d'un passant dans la rue*.* »

- **Pour votre cœur :**

Prenez votre pouls au repos, debout, 2 à 3 minutes après le lever matinal. Si le nombre de vos battements cardiaques à la minute s'élève à près de 80 ou dépasse ce chiffre, voilà une raison de plus pour faire de l'exercice, car votre cœur n'est probablement pas en bonne forme. Mais vous verrez : après quelques semaines de vie active, il battra plus lentement mais plus efficacement.

- **Pour le sexe :**

La qualité de la vie sexuelle dépend notamment de la santé générale, de la capacité de se détendre et d'une certaine endurance cardiovasculaire, trois facteurs sur lesquels l'activité physique joue un rôle incontestable. Ça prend de l'énergie pour faire l'amour (même pour avoir envie de faire l'amour). Or, une vie active donne de l'énergie !

Rappelez-vous toutefois que faire de l'exercice physique une heure ou deux avant d'aller dormir est contre-indiqué en raison de sa nature stimulante et de l'augmentation de la température corporelle qu'il provoque.

---

* David SERVAN-SCHREIBER, *Guérir le stress, l'anxiété et la dépression sans médicaments ni psychanalyse*, Paris, Robert Laffont, 2003, p. 178.

Heureusement, rassurez-vous, épicuriens du sexe : l'activité sexuelle fait exception, car faire l'amour prédispose au sommeil...

E- L'eau

L'eau représente plus de 60 % de la constitution d'un adulte, ce pourcentage augmente chez l'enfant. L'eau est le deuxième élément vital après l'oxygène. Il est possible de survivre même après 40 % de pertes en glucides, lipides ou protides. Par contre, le risque est mortel autour de 10 à 12 % de pertes en eau.

Lorsque le corps n'est pas bien hydraté régulièrement, les risques sont élevés de se retrouver avec un déficit en eau. Voici un aperçu de la quantité d'eau éliminée approximativement par votre corps chaque jour :

Les intestins :	½ tasse d'eau.
La respiration :	1⅓ tasse d'eau.
Les poumons :	2 tasses d'eau.
La peau :	2 tasses d'eau.
Les reins :	5½ tasses d'eau.

Ainsi, dans des conditions normales, le corps perd approximativement 12 tasses d'eau par jour ! La répercussion principale de cette déshydratation est visible dans le sang : les cellules sanguines collent étroitement les unes contre les autres. Ainsi, elles ne peuvent plus transporter l'oxygène à toutes les parties du corps. Ceci a pour effet de générer un sentiment de soudaine fatigue et de manque d'énergie, et d'affaiblir le système immunitaire.

Des études ont démontré que la majorité des gens sont tellement déshydratés qu'ils ne ressentent plus la sensation de soif exprimée par le corps. La plupart des personnes trouvent difficile ou fastidieux de boire de 7 à 8 verres d'eau par jour, ils voient cela comme une corvée. Cependant, cette perception est due uniquement au fait que leur corps s'est adapté à une déshydratation chronique. Dès que vous commencerez à boire plus d'eau, votre corps comprendra qu'il peut en avoir autant qu'il en a besoin et, de fait, vous ressentirez le besoin de boire plus souvent.

Une bonne hydratation joue un rôle important quand arrive le temps de dormir. Durant le sommeil profond, les vaisseaux sanguins se dilatent, permettant ainsi au sang d'apporter les nutriments nécessaires notamment à la réparation des muscles. Si le corps est déshydraté, le sang transporte moins de l'oxygène nécessaire à ce processus de réparation. De plus, durant les périodes de sommeil paradoxal, la respiration et la tension artérielle s'accroissent notablement, et le débit sanguin au cerveau et aux muscles augmente d'autant.

Par ailleurs, durant le sommeil, une portion de notre énergie est mobilisée par l'élimination des déchets, laquelle requiert également une bonne quantité d'eau. Si votre organisme est mieux hydraté, la dépense énergétique sera moins grande pour cette tâche, ce qui laissera davantage d'énergie aux activités réparatrices du sommeil. En conséquence, vous aurez besoin de dormir moins et vous vous sentirez plus dynamique et régénéré à votre réveil.

De plus, l'eau joue un rôle important dans la régulation de la température corporelle. Mieux vous êtes hydraté, plus il est facile à votre corps de contrôler sa température interne. Rappelez-vous que la température corporelle est un des principaux indicateurs du besoin de sommeil. Une bonne hydratation permet à ce rythme endogène d'opérer à un niveau optimal !

Les deux seuls moyens d'hydrater le corps sont de boire de l'eau uniquement (café, boissons gazeuses, lait et boissons énergétiques ne sont pas de bons hydratants, au contraire, pour la plupart, ils déshydratent le corps) et de manger des fruits et des légumes, car ils se composent presque essentiellement d'eau : de 85 % à 90 %.

Faites l'expérience de boire uniquement de l'eau durant la journée (aucun café, soda ou jus) et vous en ressentirez rapidement les effets. Par exemple, vous constaterez que les pellicules et autres problèmes de peau qui vous accablaient depuis des années disparaîtront en moins d'une semaine. Le plus impressionnant, cependant, sera la qualité de votre énergie durant la journée et la diminution des heures de sommeil nécessaires à votre bonne forme (1 ou 2 heures de moins au lit).

De quelle quantité d'eau avez-vous besoin ? Prenez votre poids en kilos et divisez-le par 29. La réponse vous indiquera en litres la quantité d'eau à boire par jour.

Exemples : 55 kg divisé par 29 = 1,9 litres
75 kg divisé par 29 = 2,6 litres

Au début, boire autant d'eau vous semblera impossible ; commencez donc par un verre à la fois et augmentez graduellement.

Un verre ou une bouteille d'eau à portée de main permet d'étancher sa soif rapidement. D'ailleurs, avoir de l'eau près de soi ou sous les yeux nous incite à boire davantage.

Enfin, voici un truc tout simple pour vérifier si vous êtes suffisamment hydraté. Observez la couleur de votre urine. Une urine claire et abondante signifie que le corps est bien hydraté, tandis qu'une urine foncée indique qu'il ne l'est pas suffisamment.

F- Trucs antistress

De façon ponctuelle, la veille d'un examen ou d'une entrevue, par exemple, le stress devient parfois physiquement intolérable ou empêche de fonctionner. Il est alors recommandé de suivre différentes approches corporelles ou encore des techniques de relaxation qui réduiront de façon appréciable votre niveau de stress à l'instant même. Voici une énumération non exhaustive de moyens et approches antistress permettant de contrer ses méfaits sur le sommeil.

- **Faites le yogi.**

    La respiration est le seul mécanisme biologique qui soit à la fois automatique et volontaire. Le stress accélère la respiration et la rend superficielle. Par contre, lorsqu'on la ralentit consciemment et qu'on la rend plus profonde (respiration abdominale), tout le métabolisme s'en trouve amélioré. Il est assez facile d'apprendre certains exercices respiratoires, dont plusieurs sont inspirés du yoga, et de les pratiquer à tout moment, en tout lieu.

- **Faites l'athlète olympique.**

    L'activité physique énergique « élimine » les hormones de stress en excès et réduit la tension musculaire : une demi-heure de marche rapide, de jogging, de vélo ou même de ménage vigoureux, par exemple, peut mettre en marche la réaction de détente désirée.

• **Faites le moine.**

La visualisation créatrice permet de déjouer les mécanismes mentaux qui perpétuent le stress. On suggère, par exemple, de se concentrer sur un lieu (réel ou virtuel) inspirant ou agréable : la forêt, le bord de la mer, etc., dans ses *moindres* détails, et de s'y représenter physiquement. Vous pouvez aussi chanter des syllabes pendant quelques minutes, par exemple Aaa, Bbb, etc.

• **Faites-vous plaisir.**

Offrez-vous une séance de massage, par exemple. La plupart des massages ont un effet à la fois apaisant et énergisant, en plus de diminuer l'excitabilité nerveuse et de soulager les affections causées par le stress (maux de dos, migraine, épuisement, insomnie, etc.). À défaut de pouvoir s'offrir tous les jours les mains expertes d'un massothérapeute, on peut facilement apprendre certaines techniques d'auto-massage qui se pratiquent sur le visage, les mains ou les pieds.

• **Faites l'aveugle qui prend un bain.**

L'eau a des vertus calmantes. Pendant un bain, les muscles de la nuque, des bras, des épaules, des jambes se relâchent graduellement. En fermant les yeux et en respirant des essences bienfaisantes telles que des huiles essentielles, le côté rationnel tombe en veilleuse et les pensées obsessives et récurrentes s'arrêtent enfin.

• **Faites l'ours polaire.**

Exposer son corps à une chaleur intense avant de le soumettre pendant quelques secondes à une température froide et même glaciale (sauna/bain nordique) favorise la relaxation musculaire et l'évacuation du stress. Pourquoi ne pas organiser les réunions d'affaires dans des endroits dotés de spas nordiques ?

- **Faites le Kama sutra.**

Faire l'amour serait, d'après de nombreux scientifiques, un des meilleurs remèdes antistress. Mais les plus romantiques seront heureux d'apprendre que le sentiment amoureux est en lui-même très apaisant. D'après une étude américaine publiée dans la revue *Psychological Science*, le simple fait de toucher l'être aimé serait relaxant. L'étude, menée par le Dr James Coan, a nécessité la collaboration de couples mariés dont la relation était stable. D'après les résultats, lorsqu'une personne se sent aimée, elle résiste beaucoup mieux au stress.

Deuxième partie
RESPECTER SON SOMMEIL

L'étude des rythmes biologiques et des phénomènes cycliques chez les êtres vivants nous apprend que nous pouvons difficilement être éveillé ou endormi n'importe quand. Au cours d'un cycle de 24 heures, les périodes de veille et de sommeil se succèdent avec deux moments favorables au sommeil : la nuit, pour satisfaire notre besoin naturel de sommeil, avec une somnolence élevée surtout de 1 h à 6 h du matin ; le jour, pour satisfaire notre besoin naturel de sieste, période pendant laquelle la somnolence se manifeste entre 13 h et 17 h.

Dormir étant un besoin essentiel, tout manque de sommeil pendant une ou plusieurs nuits génère une somnolence diurne qui est responsable d'erreurs et même d'accidents mortels. L'insuffisance de sommeil est une authentique pathologie dont les causes sont multiples : se coucher trop tard, être éveillé la nuit ou se lever trop tôt...

La dette de sommeil peut être volontaire (sorties, loisirs, télévision, vie sportive...) ou imposée par des contraintes scolaires ou professionnelles. Le travail à horaires irréguliers et de nuit expose à une privation de sommeil majeure et à une somnolence lorsqu'il s'accomplit durant les heures comprises entre 22 h et 5 h. Enfin, les personnes du troisième âge verront leur période de sommeil diminuée ou modifiée. Plus la privation de sommeil est importante, plus le besoin de récupération est long. Nous devons impérativement répondre à notre besoin physiologique de sommeil.

Chapitre 6

L'ÉTUDIANT
(CÉGEP et UNIVERSITÉ)

En véritables *Supermen* et *Wonderwomen*, ils jonglent entre les cours et le boulot. Jeunesse étant généralement synonyme de « bonne forme physique », on suppose qu'un étudiant ou une étudiante pourra sans peine accomplir des exploits à tous les niveaux, de manière soutenue. On croit d'emblée que son statut est moins exigeant que celui du travailleur ou de la travailleuse, sous prétexte qu'il comporte généralement moins de responsabilités personnelles et professionnelles.

Or, les responsabilités de l'étudiant ou étudiante ne sont pas moins lourdes. Tout étudiant a des obligations scolaires, financières et sociales auxquelles il doit faire face. En plus de ses études à temps plein et d'un emploi souvent exigeant et peu rémunéré, son réseau social et ses relations amoureuses accaparent une partie de son temps. Sa vie est remplie et son horaire changeant, car il doit souvent travailler le soir et les fins de semaine. En période de stress, comme durant les examens, son équilibre peut devenir précaire. Le temps dont il dispose pour étudier est souvent insuffisant. Ses heures de sommeil sont généralement les premières à être écourtées. Si des difficultés personnelles surviennent, couplées à la fatigue et à une mauvaise alimentation, l'épuisement peut survenir très rapidement.

Autre pression qui pèse sur les épaules de l'étudiant, celui-ci doit réussir plus de la moitié de ses cours pour être admis à une autre session. Sinon, il devra se soumettre à certaines conditions pour poursuivre ses études, ou encore il pourra se voir refuser l'inscription pour une session ou une année. L'enjeu est de taille !

Les étudiants passant du secondaire au cégep subissent des changements majeurs. À commencer par une réorganisation importante de leur rythme de vie : cours, étude, sommeil, repas, transport, activités personnelles (sports, loisirs, amis) et travail rémunéré. Or, il n'y a que 168 heures dans une semaine !

LES CARACTÉRISTIQUES DU SOMMEIL

Le phénomène le plus généralisé chez les étudiants est leur déficit chronique en sommeil. Les difficultés d'endormissement sont fréquentes durant cette période de vie, ce qui les plonge dans une situation similaire au décalage horaire. À 23 h, au moment où le jeune adulte devrait songer à se coucher, son horloge biologique interne lui envoie un signal comme s'il n'était que 20 h. Il ne ressent ni le goût ni le besoin d'aller se coucher. Cependant, le lendemain, lorsque son réveil sonne vers 7 h, son corps réagit comme s'il était 4 h du matin.

De plus, en raison de ses habitudes sociales et de sa difficulté d'endormissement, l'étudiant aura tendance à retarder son coucher, ce qui le plongera inévitablement en déficit de sommeil. Ne pouvant plus compenser ce manque de sommeil en se levant plus tard les fins de semaine, à cause de son boulot de fin de semaine, un véritable cycle infernal s'installe. Pour surmonter les coups de pompe et avoir un rapide regain d'énergie, il est fréquent que l'étudiant ait recours à des stimulants de toutes sortes.

PIÈGE À ÉVITER
Consommer des boissons énergisantes et des *wake-up*

A- Les boissons énergisantes

Depuis la commercialisation du Red Bull, le pionnier du genre, danser ou réviser sa matière jusqu'au petit matin, éviter la somnolence sur la route ou se donner un coup de fouet pendant l'effort n'est plus un problème. Les boissons énergisantes sont offertes dans les rayons des supermarchés, les salles de sport, les night-clubs, les bars et même les stations-service.

Sous plusieurs termes génériques : boissons « énergisantes », « énergétiques », « tonifiantes » ou, en anglais, « *Energy drinks* » et « *Smart drinks* », ils véhiculent les mêmes promesses de toute puissance : éveil, gain de tonus et aide à la concentration. Elles sont très prisées par les jeunes de 15 à 25 ans.

Les jeunes sont, par nature, dans un processus de « test » de leurs limites personnelles. L'accession à l'âge adulte passe par le deuil inévitable des illusions de l'adolescence, où l'on s'imagine plus puissant, plus fort et souvent plus intelligent qu'on ne l'est. Ces boissons, permettant de dépasser momentanément ses limites, entretiennent une certaine illusion de toute-puissance.

De fait, le marketing joue sur un repère imaginaire, en l'occurrence celui de la potion magique, cette boisson qui confère une puissance physique, sexuelle et mentale dépassant les limites habituelles. Nous vivons dans une culture qui encourage beaucoup le dépassement. Il faut réussir sa vie sur tous les plans : amoureux, professionnel, matériel, culturel ou intellectuel. Ces boissons viennent stimuler la recherche de la performance. « Défie tes rêves, guide tes instincts, enflamme tes nuits », dit un slogan publicitaire. Cette facette très sexuelle est encouragée par les croyances entourant l'un des ingrédients de ces boissons énergisantes : la taurine*. Les rumeurs les plus folles ont circulé selon lesquelles ces boissons énergisantes contiendraient du sperme de taureau ou des hormones stimulant la libido ! Depuis, elles ont été surnommées « cocaïne du pauvre » et sont parfois considérées comme un « Viagra » pour jeunes.

Voyons maintenant vraiment ce qu'il en est. En ce qui a trait à leur composition, les boissons énergisantes réunissent un certain nombre d'ingrédients communs. Schématiquement, ce sont des sodas à base d'eau gazéifiée fortement dosés en sucre et en caféine. La plupart contiennent également des extraits de guarana, une plante d'origine sud-américaine à forte concentration en caféine qui agit comme un puissant stimulant. Leur teneur annoncée en caféine est de 300 à 320 mg par litre.

Un expresso contient environ 60 mg de caféine. Or, vous absorbez 113,6 mg de caféine avec une grande canette de Red Bull (355 millilitres), soit presque l'équivalent de deux expressos. Quant au Coca-Cola, pour la même quantité de liquide, vous absorbez 34,4 mg de caféine et 49,7 mg dans le Coca light.

La caféine est reconnue comme étant une drogue alimentaire. Nous en avons parlé abondamment dans la section sur les ennemis du sommeil, au chapitre 5. Ses effets sont loin d'être anodins. Au-delà de 300 mg, la plupart des gens vont commencer à ressentir des palpitations, des tremblements, de l'anxiété, de l'insomnie, et cela durant plusieurs

---

* La taurine est un dérivé d'acide aminé et n'a rien à voir avec les taureaux.

heures. Sans compter qu'à la longue ils éprouveront un problème fréquent, celui de la dépendance à la caféine et des symptômes liés au sevrage. Si vous consommez plusieurs boissons énergisantes par jour pendant quelques semaines, au moment où vous arrêterez brutalement, vous ressentirez une fatigue anormale, des sentiments dépressifs plus ou moins importants et de la difficulté à vous concentrer.

Par ailleurs, les boissons énergisantes affichent les mêmes mises en garde : « Ne convient pas aux enfants, aux femmes enceintes, aux personnes sensibles à la caféine... Ne pas mélanger avec de l'alcool. » Pourtant, dans les bars, les mélanges alcool-boissons énergisantes sont pratique courante. Ces boissons peuvent alors devenir des mixtures dangereuses : la caféine et l'alcool ont des effets opposés. L'alcool peut provoquer de la fatigue et une certaine confusion. La caféine produit un effet stimulant et éveille le consommateur. Elle masque donc la fatigue et les effets de l'alcool, comme la diminution des capacités du système moteur, avec les risques, entre autres, de boire davantage. Imaginez le risque de prendre le volant dans de telles conditions !

De plus, le sucre contenu dans les boissons énergisantes accélère l'absorption de l'alcool et en augmente l'effet. Il en masque également le goût, de sorte que les jeunes qui consomment ces substances n'ont pas conscience de la quantité d'alcool ingérée. Par ailleurs, si la consommation d'alcool peut avoir initialement un effet stimulant en engendrant un sentiment d'euphorie, lorsque la quantité devient plus importante, l'alcool provoque au contraire une somnolence, car il agit sur le système nerveux. Ses effets aphrodisiaques sont inexistants. Au contraire, divers travaux ont montré que pour de faibles doses d'alcool, les performances masculines sont diminuées. Tout au plus l'alcool provoque-t-il une certaine baisse d'inhibition en agissant sur les centres cérébraux de contrôle des émotions !

B- Les *wake-up*

Il existe aussi en vente libre, à la pharmacie ou au dépanneur du coin, des produits sous forme de comprimés qui contiennent un pourcentage élevé en caféine, notamment les *wake-up* et les « pilules magiques » signées Radio Énergie. Les jeunes adultes sont de plus en plus sollicités par ces produits avec leur emballage attrayant et leurs slogans tape-à-l'œil.

Concernant les *wake-up*, il est important de rester vigilant. Ce n'est pas parce que ce produit est vendu en vente libre qu'il n'est pas dangereux. Il importe de respecter la posologie. Selon le Conseil permanent de lutte à la toxicomanie, une consommation dépassant six comprimés ou six cafés par jour peut entraîner une sérieuse dépendance physique et psychologique. Lorsque nous prenons plusieurs cafés, notre estomac est vite rempli de liquide, ce qui nous dissuade d'en prendre davantage. Il n'en va pas de même avec les comprimés de caféine, qui se prêtent plus facilement à une consommation excessive et, de ce fait, dangereuse pour la santé. Un excès de caféine peut entraîner des conséquences graves, notamment des convulsions et des vomissements.

Pensez-y deux fois avant d'entreprendre une nuit blanche d'étude en vous fiant aux boissons énergisantes ou aux pilules. D'ailleurs, pour « fixer » la matière dans votre mémoire avant un examen, vous aurez besoin de sommeil.

STRATÉGIE
Garder un bon rythme de vie

Toute votre attention doit se concentrer sur l'étude. Pour éviter coups de pompe, lourdeurs d'estomac, somnolence et favoriser un sommeil de qualité, optez pour une bonne hygiène de vie qui procure à votre corps et à votre cerveau tout ce dont ils ont besoin.

- **Mangez bien.**

Prendre trois repas par jour (déjeuner, dîner, souper), une ou deux collations et garder des horaires relativemeêt fixes (sans être à dix minutes près) aideront votre corps à adopter de bonnes habitudes. Votre journée sera rythmée et votre étude aussi.

- **Buvez beaucoup... d'eau.**

L'eau représente environ 60 % de notre poids et assure une multitude de fonctions : transport des nutriments vers les cellules, élimination des déchets, régulation de la température corporelle pour un meilleur sommeil. L'eau est la base de notre santé, buvez-en donc sans modération ! Également, n'attendez pas d'avoir soif ! L'eau joue un rôle important dans la concentration mentale et permet de lutter contre les fausses faims. L'important, c'est de boire un minimum d'un litre d'eau par jour. Par ailleurs, votre corps ne verra pas la différence entre de l'eau en bouteille et celle du robinet, mais votre portefeuille, oui. Vous trouvez que l'eau du robinet a un mauvais goût ? Essayez ce petit truc : remplissez une carafe d'eau et placez-la au frigo en y mettant un quartier de citron. Le petit goût désagréable s'atténuera.

- **Ne bouleversez pas vos habitudes.**

Vous n'aimez pas le café, mais on dit que c'est un *booster* de mémoire... Pendant la période d'examens, quelques tasses vous seraient peut-être bien utiles ? Ce n'est pas vraiment le moment de changer vos habitudes : votre organisme risque alors de réagir inadéquatement. De plus, le café et le thé peuvent entraîner des effets néfastes : palpitations, troubles du sommeil, douleurs d'estomac.

- **Respirez par le nez.**

Le stress causé par les examens ou le manque de temps peut avoir un effet sur le sommeil et nuire à l'endormissement ou provoquer des réveils nocturnes plus fréquents. Faites des respirations calmantes avant d'aller dormir. Mettez votre main gauche sur le plexus solaire (en effet, la main gauche apaise, tandis que la main droite excite). Inspirez 3 secondes et expirez 9 secondes. À défaut de compter, assurez-vous que les expirations sont plus longues que les inspirations. Répétez plusieurs fois. Si vous n'êtes pas endormi, faites une pause de quelques minutes et répétez l'exercice. La respiration fait naître un bien-être et une sérénité merveilleuse. Voir aussi les trucs antistress dans la section des alliés du sommeil, au chapitre 5.

- **Soyez prévoyant.**

Planifiez vos horaires de repas pour plusieurs jours. Dresser une liste de courses vous permettra également de gagner du temps. Temps dont vous pourrez profiter pour faire une sieste.

- **Réajustez votre sommeil.**

Si votre sommeil est très décalé par rapport à un horaire de sommeil normal, c'est-à-dire avec un endormissement survenant toujours après 2 h du matin, alors un retard de phase s'installe dans votre cycle. L'obligation de se lever tôt pour se rendre à l'école devient alors extrêmement difficile, étant donné les nuits trop courtes. Comment redresser le sommeil déphasé ?

La méthode consiste à introduire un décalage progressif des horaires de sommeil, en retardant de 3 heures chaque jour l'heure du coucher et celle du lever, jusqu'à ce que l'horaire de sommeil soit normalisé.

Examinons le tableau ci-après. Prenons l'exemple d'un jeune adulte habitué à se coucher à 2 h du matin. En retardant l'heure du coucher de 3 heures chaque jour pendant une semaine, il subira un décalage horaire progressif tout à fait supportable. En commençant ce programme un vendredi, par exemple, seuls les lundi et mardi pourront nécessiter une absence scolaire. Or, que pèsent deux jours de scolarité gâchés à côté de plusieurs mois de somnolence durant les cours ?

Voici un tableau des heures de coucher et de lever pour la durée du programme, soit sept jours.

Redressement du sommeil déphasé
Heures de coucher et de lever

Horaire habituel	Coucher 2 h	Lever 12 h 30
Vendredi, 1re nuit du programme	5 h	15 h 30
Samedi, 2e nuit	8 h	18 h 30
Dimanche, 3e nuit	11 h	21 h 30
Lundi, 4e nuit	14 h	24 h 30
Mardi, 5e nuit	17 h	3 h 30
Mercredi, 6e nuit	20 h	6 h 30
Jeudi, 7e nuit (Ajustement de l'heure du coucher selon l'horaire de...)	Exemple 23 h	7 h

Et la partie est gagnée !

- **Faites une cure de repos hebdomadaire.**

  Enfin, une cure de repos hebdomadaire, si possible, ou même mensuelle, serait très profitable à l'organisme entier. Une telle cure consiste à prolonger de 2 heures votre nuit de sommeil, en vous couchant plus tôt ou en vous levant plus tard. Si vous êtes un couche-tôt, il sera plus facile d'aller au lit 2 heures plus tôt, en vous limitant à un repas léger afin de ne pas alourdir votre digestion. Les lève-tard apprécieront de prolonger la matinée en faisant le nécessaire pour ne pas être dérangés, notamment par la sonnerie du téléphone. Bien entendu, il faudra inscrire cette cure à votre agenda et la mettre réellement en pratique !

Chapitre 7

LE TRAVAILLEUR DE NUIT

À une époque pas si lointaine, le vieil adage selon lequel l'avenir appartient à celui qui se lève tôt était vrai, puisque la quasi-totalité des activités humaines cessaient à la nuit tombée. Il importait de se mettre au travail dès le lever du soleil. Les couche-tard et lève-tard avaient probablement beaucoup de difficulté à travailler aux champs et on comprend le mépris général dont faisaient l'objet ceux qui dormaient « trop » durant la journée. Ceux qui avaient le loisir de dormir tard étaient par définition des paresseux, des oisifs, des profiteurs ou... des voleurs.

Depuis l'avènement de la société industrielle et l'électricité, le nombre de travailleurs de nuit augmente constamment. De nos jours, plus de 25 % des travailleurs occupent des horaires atypiques, c'est-à-dire différents de l'horaire « normal » de travail, celui de 9 h à 17 h.

On distingue trois types de quarts de travail hors norme :

1- Le travail posté ou à relais, où plusieurs travailleurs se succèdent à un même poste selon un horaire rotatif, par exemple trois quarts de 8 heures par jour. Les employés se trouvent donc à travailler une semaine de nuit, une semaine de jour et enfin une semaine de soir. En matière d'effort d'adaptation de l'organisme, ceci équivaut à travailler une semaine à Tokyo, une semaine à San Francisco et une semaine à Paris.

2- Le travail de nuit selon un horaire stable, par exemple de 23 h à 7 h.

3- Le travail très matinal, c'est-à-dire le fait de se rendre au travail avant 6 h du matin. Par exemple, les boulangers et les distributeurs de journaux sont considérés comme des travailleurs de nuit, étant donné qu'ils sont obligés de se lever très tôt, vers 3 h ou 4 h du matin, par exemple.

Pour desservir cette nouvelle population de travailleurs nocturnes, on a vu par la suite apparaître des dépanneurs et des supermarchés ouverts jour et nuit. Ceux-ci embauchent également du personnel, augmentant d'autant plus la cohorte des travailleurs de nuit.

L'adaptation au travail de nuit ne dépend pas uniquement de l'application des règles de base de l'hygiène du sommeil. Les capacités individuelles d'adaptation à un rythme qui n'est pas naturel à l'espèce humaine sont très variables.

Il a été démontré qu'être du type matinal (lève-tôt, couche-tôt) ou nocturne (couche-tard, lève-tard) relève de facteurs génétiques. Certains dormeurs sont donc réellement pénalisés par les horaires de travail décrétés comme « normaux » par la société.

Le couche-tard est particulièrement avantagé pour le travail de nuit (restaurateur, musicien, médecin...), car son sommeil diurne demeure efficace. Il est, par contre, pénalisé dans les horaires « normaux » (de 9 h à 17 h). Tous les emplois matinaux sont contre-indiqués pour lui, étant donné sa difficulté de s'endormir suffisamment tôt la veille.

Le lève-tôt présente une contre-indication physiologique au travail de nuit, car il est incapable de se reposer efficacement à contre-courant du rythme naturel. Après une nuit blanche, il doit attendre le creux de 13 h pour parvenir à s'endormir. Il perd ainsi, en moyenne, 3 heures de sommeil par rapport à celui qui peut dormir dès le matin. Son sommeil diurne est par ailleurs de mauvaise qualité.

Quel que soit le type d'activité, le travail de nuit est plus pénible et demande généralement un effort d'attention accru, comparativement au travail diurne. La chute du niveau de vigilance qui se produit normalement au cours de la nuit entraîne une forte envie de dormir ou, au minimum, une réduction du niveau d'activité. Ces effets vont de pair avec une réduction des capacités d'attention et de perception des signaux ambiants, ce qui peut conduire à l'erreur. La sensation de fatigue et le besoin de sommeil sont accentués par le fait que le travailleur de nuit est en état de réduction chronique de sommeil, car le sommeil pris au cours de la journée est toujours de durée inférieure au sommeil nocturne. Résultant directement d'une baisse de vigilance et d'un endormissement, des catastrophes industrielles ou aériennes se sont produites au cours de la nuit, au moment où la vigilance est physiologiquement diminuée, comme dans le cas des accidents nucléaires de Three Miles Highland aux États-Unis (1979) et de Tchernobyl en Ukraine (1986).

Le système veille-sommeil de l'homme est programmé de manière à préparer l'organisme à dormir la nuit et à veiller le jour. Les épisodes de sommeil et de veille se synchronisent en fonction du degré d'exposition à la lumière du jour, laquelle est captée par la rétine de l'œil. Plus l'environnement est lumineux, plus le cerveau comprend qu'il fait jour et que le cycle de veille doit prédominer. Plus il est obscur, plus le cerveau comprend qu'il fait nuit et que le cycle de sommeil doit avoir préséance. Ces rythmes naturels rendent difficile le sommeil pendant le jour et s'opposent au maintien de la vigilance durant la nuit, même chez les personnes bien reposées.

LES CARACTÉRISTIQUES DU SOMMEIL

Le travailleur de nuit qui tente de dormir pendant la journée est souvent réveillé par la clarté du jour et par de multiples bruits :

À l'intérieur du logement :

- Jeux, pleurs des enfants.
- Déplacement du conjoint dans la maison, visiteurs.
- Bip du réveille-matin.
- Sonnerie du téléphone ou de la porte.
- Activités au sein de la maison.
- Musique, radio, télévision, même à faible volume.
- Lave-vaisselle et autres appareils ménagers.
- Animaux domestiques (chiens, chats, oiseaux).

À l'extérieur du logement :

- Voisins : aspirateur, musique, etc., lorsque les cloisons ne sont pas insonorisées.
- Enfants qui jouent, cris dans la rue.
- Circulation : voitures, autobus, motos, mobylettes, klaxons, camions, poubelles, pompiers.
- Tracteur, tondeuse, souffleuse à neige, travaux, garage à proximité.
- Travaux publics.

- Pluie, vent, bourrasques.
- Aboiements.

En fait, est en cause ici tout élément perturbateur géné-ralement absent du sommeil de nuit des travailleurs diurnes. En effet, ces derniers sont favorisés par les habitudes sociales qui réduisent les bruits et les perturbations à un niveau mini-mal au cours de la nuit.

La plupart des travailleurs de nuit ont une durée de sommeil, sur 24 heures, inférieure à celle des travailleurs de jour. Chez certains travailleurs, il peut s'agir d'un sommeil de pauvre qualité, aussi bref que 5 ou 6 heures par jour. Inutile de dire que cette privation chronique de sommeil, en plus d'augmenter les risques d'accidents au travail, s'accom-pagne à long terme d'une augmentation notable de divers problèmes de santé.

Près de 70 % des travailleurs qui changent de quart de travail par rotation ont des difficultés pour dormir et donc des problèmes de somnolence excessive durant leurs heures de veille. Ils sont également touchés par des problèmes similaires au phénomène de décalage horaire, puisqu'ils doivent dormir alternativement le matin, l'après-midi et la nuit. Toutefois, à l'opposé du voyageur, le travailleur de nuit continue de vivre dans une société qui évolue de jour. Ainsi, en rentrant chez lui le matin après son quart de travail, il est exposé à la lumière du jour qui se lève. De multiples syn-chronisateurs externes lui rappellent alors qu'il est décalé par rapport à son milieu et induisent des anomalies dans son cycle de sécrétion d'hormones, dont la mélatonine.

Ce décalage entre rythme interne et indicateurs externes pose problème, car le corps doit constamment lutter contre une tendance naturelle à vouloir dormir durant le quart de travail de nuit.

Soulignons à nouveau que les ruptures de rythme interne et la privation de sommeil sont à l'origine d'une somnolence excessive qui peut entraîner une augmentation du risque d'accident automobile, et ce, particulièrement lorsque ces travailleurs conduisent pour retourner à leur domicile après une nuit de travail. Parmi les autres problèmes observés, signalons une diminution de la qualité de vie et de la productivité. En effet, le travail de nuit peut s'avérer moins rapide et moins précis que le même travail exécuté pendant le jour, et il peut donc s'associer aussi à une augmentation du risque d'accident et de blessure au travail. Enfin, si l'adaptation du travailleur à cet horaire de nuit n'est pas satisfaisante, le risque de dépression est important.

PIÈGE À ÉVITER
Trop de lumière

Trop de lumière est le problème majeur des travailleurs nocturnes. C'est ainsi que les travailleurs de nuit, vivant selon un horaire inversé, ont d'énormes difficultés à s'adapter. Soumis à la lumière du jour lorsqu'ils veulent dormir, ils doivent ensuite lutter contre la somnolence lorsqu'ils travaillent en pleine nuit.

Afin d'essayer de synchroniser l'horloge biologique des employés nocturnes avec leur rythme de vie inversé, Marc Hébert, du département d'ophtalmologie et du centre hospitalier de l'Université Laval à Québec, a installé près des postes de travail de quelques volontaires des tubes de lumière verte. Parallèlement, le matin, lorsqu'ils regagnaient leur domicile, ils devaient porter des lunettes aux verres orangés.

L'installation d'un éclairage vert a pour objet de recréer la lumière du jour. Notons que l'éclairage d'une usine ou d'un bureau est de 500 à 700 lux, comparativement à celui émis par la lumière du soleil, qui atteint plus de 10 000 lux.

Quant aux verres orangés, leur raison d'être est d'éviter que les yeux captent la lumière du matin et de faire en sorte que le cerveau ait l'impression que la nuit se poursuit. Cette simulation de la nuit trompe le cerveau et par conséquent l'horloge biologique, sans pour autant déranger le système visuel. Comparés aux verres fumés presque opaques, les verres orangés assurent une meilleure perception visuelle et offrent des contrastes plus accentués. Ils présentent donc un net avantage pour la conduite automobile.

Ainsi équipés durant trois jours et trois nuits, les volontaires de cette expérience ont augmenté leur vigilance en retrouvant des temps de réaction aussi bons que lorsqu'ils travaillaient de jour. Ils ont également dormi 1 ou 2 heures de plus chaque jour.

Cette étude récente (2005) semble donc démontrer que le port de lunettes* spéciales à lentilles orangées bloquant spécifiquement la lumière bleu-vert permet de limiter l'action de la lumière sur le système veille-sommeil.

Le port de ces lunettes** faciliterait une adaptation plus rapide à un horaire de nuit et une amélioration marquée du sommeil. En effet, les verres sélectionnés par le Dr Marc Hébert, en collaboration avec des spécialistes de la vue, améliorent la vision des contrastes tout en ayant un effet apaisant sur les yeux. Contrairement aux lunettes noires, il ne se produit ici aucune perte de luminosité. Le seul inconvénient est la modification de la vision des couleurs et l'aspect orangé des verres.

---

* Les lunettes *Chron-optic* bloquent la lumière bleue le matin afin de poursuivre le travail de synchronisation avec l'horloge biologique et de faciliter ainsi le sommeil durant la journée.

** Attention de ne pas confondre avec les lunettes de chromothérapie. Le préfixe *chromo-* signifie couleur, mais ne fait aucunement référence aux méthodes douces dites de « thérapie par la couleur », dont l'efficacité médicale n'est pas démontrée.

Les lunettes doivent être mises dès le départ du lieu de travail et portées pendant toute la durée du retour à la maison. Elles doivent également être portées durant la journée si le travailleur doit s'exposer à la lumière naturelle.

STRATÉGIE
Priorité au sommeil

Contrairement à ce que l'on pourrait penser, le travail de nuit ne permet pas un travail supplémentaire de jour. La double journée (voir le chapitre 8 intitulé *Le Surmené*) est dangereuse parce qu'elle majore le déficit de sommeil. La question est donc de savoir comment font les gens qui sont physiologiquement capables de s'adapter au travail de nuit. En voici les grandes lignes.

La priorité doit être mise sur le sommeil dès la fin du quart de travail. Autrement dit, il faut se coucher le plus rapidement possible. Évitez de fumer, de commencer une tâche quelconque ou de faire de l'exercice. Si vous le pouvez, mangez en fin de poste avant de rentrer chez vous. Prévenez les autres que vous dormez. Faites le noir dans la chambre. Mettez-vous des bouchons dans les oreilles. Débranchez le téléphone et la sonnerie de la porte. Affichez sur la porte un écriteau « Ne pas déranger ». Essayez d'avoir un réveil naturel, sans l'aide d'un réveille-matin.

Diminuez au maximum la stimulation du soleil avant d'aller vous coucher (surtout en été). L'exposition, même très partielle, à la lumière du jour, par exemple en rentrant du travail, est suffisante pour garder l'horloge interne du travailleur de nuit synchronisée sur le cycle jour/nuit de son environnement. Il convient alors de porter des lunettes solaires, afin d'éviter que la rétine de l'œil capte la lumière du jour. Il existe, depuis peu, des lunettes spéciales qui filtrent les composantes éveillantes du spectre de la lumière du matin et améliorent l'endormissement du travailleur de nuit, comme nous l'avons vu précédemment. Informez-vous à ce sujet auprès de votre optométriste.

Par ailleurs, deux périodes de sommeil valent mieux qu'une seule. Il est fortement conseillé de se réveiller pour l'heure du repas vers midi et de profiter du pic de somnolence vers 13-14 h pour effectuer un deuxième sommeil sous la forme d'une longue sieste d'au moins 1 heure 30 ou 2 heures. Également, l'organisme étant plus « chaud » en fin de journée (pic de température à la hausse vers 18 h), il est intéressant de profiter de cette montée pour faire un peu d'exercice avant de reprendre le travail.

Si possible, durant la nuit, il est bon de mettre à profit les bienfaits d'une courte sieste. Quelques minutes suffisent à compenser un pic de somnolence excessive.

Après le travail de nuit, si vous devez conduire, aérez la voiture et ne la chauffez pas trop. Si le sommeil survient, bâillements, yeux qui piquent, tête qui devient lourde en sont les premiers signes ; n'hésitez pas à vous arrêter pour dormir.

Il importe en outre de suivre quelques conseils diététiques afin d'avoir un sommeil de qualité.

- **Repas du soir**

    – Unique et non deux prises (domicile + travail).

- **Au cours de la nuit - collation**

    – Attention au grignotage sucré ou salé. Les prises alimentaires nocturnes ne doivent pas s'ajouter aux repas principaux.

- Entre 1 h et 3 h du matin pour maintenir un niveau de vigilance correct.

- Plutôt protido-glucidique (pain/poulet) que glucido-lipidique (pain/beurre/confiture).

- S'hydrater en buvant de l'eau tout au long de la nuit.

- Attention à votre consommation de café. En boire trop non seulement rend anxieux, nerveux, mais encore altère la qualité du sommeil du matin. Éviter également d'en prendre 3 ou 4 heures avant d'aller dormir.

• **Repas du matin**

- Avant d'aller dormir.

- Plus léger que le déjeuner traditionnel. Éviter de prendre du café. Opter plutôt pour une boisson chaude.

• **Repas de midi**

- Après le sommeil du matin.

- Essayer au maximum de conserver un repas traditionnel comportant de une à plusieurs portions de fruits et légumes et une portion de protéines.

Le travail de nuit, surtout lorsqu'il est stable sur une longue période, permet un certain niveau d'adaptation du corps, bien que celui-ci soit toujours sujet au décalage produit par la luminosité extérieure. Cependant, les dérèglements du rythme circadien sont généralement plus prononcés dans le cas des horaires irréguliers. Alterner entre un quart de jour, de soir et de nuit rend très difficile la synchronisation des cycles internes avec les indicateurs externes, le corps se retrouvant en perpétuel processus d'adaptation.

Les troubles liés aux horaires de travail décalés sont de plus en plus reconnus en médecine du sommeil comme causes de perturbation du travailleur et de sa famille. Ces employés doivent avoir accès à de l'information afin d'en minimiser les conséquences. L'objectif est de comprendre les stratégies d'adaptation favorisant l'éveil : siestes planifiées, utilisation de la caféine, bonnes habitudes de sommeil, gestion efficace de l'environnement, hygiène de vie (diététique, exercice physique), exposition à la lumière, organisation du rythme veille/sommeil en fonction des contraintes de travail. L'entreprise qui emploie ce type de travailleurs ne s'en portera que mieux.

Chapitre 8

LE SURMENÉ

Le 12 octobre 2007, le comédien Stéphane E. Roy (de la télésérie *Caméra Café*) a failli payer de sa vie son endormissement au volant. Au terme d'une journée de travail longue et épuisante, en route vers son domicile, Stéphane se met à cogner des clous. Il s'endort finalement au volant tout juste avant de prendre une courbe. L'auto dérape, heurte un muret de béton et s'écrase près d'un ruisseau. N'eût été l'intervention d'une personne alertée par le fracas de l'accident, il aurait sans doute perdu la vie.

Les entreprises de plus en plus performantes malmènent notre rythme veille-sommeil en nous imposant une hypervigilance de tous les instants, particulièrement en conduisant (les camionneurs), lors d'activités qui demandent une vigilance totale (contrôleurs aériens) ou encore qui réclament sans cesse de la créativité (agences de communication). Sans oublier les professions dont le contact avec la clientèle est épuisant (caissiers, vendeurs, téléphonistes, etc.).

Sont ciblés par ce chapitre les chefs d'entreprise, les cadres, mais également toutes personnes qui vivent l'une ou l'autre des situations suivantes :

– Surmenage.
– Responsabilité morale ou juridique.
– Charge intellectuelle importante.
– Exigence de disponibilité et réponse à l'urgence.
– Fortes attentes de la part des subordonnés.
– Pression médiatique et atteinte à la vie privée.
– Instabilité de carrière.
– Multiplicité des tâches (par exemple, suite à la suppression de poste et au non-remplacement).
– Aucune limitation des horaires de travail, comme les propriétaires de petites et moyennes entreprises.

Afin de n'oublier personne, toutes ces professions et ces personnes sont regroupées sous le terme de *surmené*. Aucune discrimination quant au sexe : hommes et femmes sont concernés. Si vous vous êtes reconnu, soyez attentif à ce qui suit.

LES CARACTÉRISTIQUES DU SOMMEIL

Le surmené a un lever précoce, un coucher tardif et trop souvent une suralimentation. Il peine à s'endormir, s'éveille en sursaut la nuit et fait même parfois des cauchemars manifestant le stress qui l'assaille.

Lors de déplacements internationaux, il doit s'adapter à la nourriture locale, aux décalages horaires et aux variations climatiques qui viennent perturber son sommeil déjà fragile.

Il cumule une dette de sommeil, subit une insomnie d'adaptation (lors de déplacements ou d'horaires chargés), consomme régulièrement, sinon fréquemment, des hypnotiques et éprouve une somnolence diurne excessive. La fatigue l'amène à prendre des décisions improductives et non éclairées.

Il boit beaucoup de café au lever pour se réveiller et en reprend après le repas du midi pour combattre les coups de pompe. Certains avalent aussi des comprimés de caféine (*wake-up* ou autres) qui stimulent leur métabolisme. De plus, ses repas sont généralement peu équilibrés et sa consommation d'alcool, aux repas d'affaires, est souvent excessive.

Au cours de semaines surchargées et stressantes, il peut même ressentir des serrements à la poitrine, symptôme se rapprochant de celui de la crise d'angine. Il s'agit le plus souvent d'une œsophagite due à une surconsommation de nourriture, d'alcool ou de caféine. De fait, des reflux gastriques puissants irritent l'œsophage, causant un inconfort ressemblant à une pression au niveau de la cage thoracique, jusque dans le cou, chez certains. Des sueurs froides surviennent fréquemment et le teint devient livide. Dans ce cas, un verre d'eau froide fait diminuer de 80 % le malaise dans les minutes qui suivent. Ce résultat confirme alors qu'il ne s'agit pas d'angine de poitrine.

La fin de semaine, le surmené peine à faire des activités avec la famille, car toutes ses pensées sont tournées vers son travail. Par ailleurs, son Blackberry[*] sonne de jour, de nuit, en soirée, la semaine et la fin de semaine... et il se sent obligé d'y répondre pour demeurer performant ou dans la compétition.

PIÈGE À ÉVITER
La double tâche

Travailler sans relâche, sans égard au besoin de repos et de sommeil, entraîne une dette de sommeil qu'il faut compenser pendant la journée. Cependant, certains l'évitent sous

---

[*] Téléphone cellulaire perfectionné.

prétexte qu'ils ont autre chose à faire de plus prioritaire. D'autres encore sont attirés par l'appât du gain et acceptent une surcharge de travail, comme le camionneur, par exemple, qui accepte de livrer une cargaison additionnelle. Cette double tâche augmente de façon majeure la somnolence responsable d'accidents sur la route, à la maison ou au travail.

Citons également le cas des femmes salariées qui doivent abattre une double charge de travail : les soins aux enfants et les corvées ménagères en plus de leur emploi. Cette double journée de travail se répercute sur leur santé, leur performance au travail et leur laisse peu de temps pour acquérir de nouvelles connaissances scientifiques et technologiques, améliorer leurs conditions de travail, ou encore prendre part aux décisions portant sur les politiques de gestion.

Au moins deux fois par année (durant les vacances d'été et le congé de Noël – en espérant qu'elles s'arrêtent), ces personnes ultraperformantes devraient consulter leur médecin généraliste en ce qui a trait aux aspects suivants :

- Évaluer le poids, l'état général, l'existence d'une pathologie connue et traitée.

- Analyser les manifestations psychosomatiques du stress (troubles du sommeil, dermatose, troubles gastro-intestinaux, troubles endocriniens, hypertension artérielle).

- Apprécier l'état psychique (hyperexcitabilité, agressivité).

- Vérifier la consommation de café, d'alcool, de tabac (cigares et cigarettes), les prises de psychotropes (anxiolytiques, antidépresseurs, somnifères).

- Dépister les pathologies non traitées faute de temps (vision, dentition).

- Contrôler la surconsommation de médicaments.

Enfin, le repos passe d'abord par un bon sommeil et une alimentation saine, mais également par le rire et les plaisirs simples. En fait, ces éléments sont fondamentaux non seulement en période d'épuisement, mais en tout temps, tout au long de votre vie. Vous pouvez dresser une liste d'activités agréables, développer votre sensibilité aux saveurs, aux sensations et aux beautés qui vous entourent. Donnez une place aux contacts avec vos amis et faites du sport : cela vous évitera de fusionner avec votre travail. Il importe d'être capable de garder une distance par rapport au travail, de prendre du recul lorsque nécessaire.

STRATÉGIE
La sieste régénératrice

Dans notre culture, la sieste est discréditée. Elle est considérée comme une perte de temps et certaines personnes luttent même pour s'empêcher de dormir. Des études ont pourtant démontré que 75 % des personnes qui se lèvent avant 5 h du matin désirent compenser leur dette de sommeil par une sieste l'après-midi et que 57 % des cadres dirigeants apprécieraient de pouvoir en bénéficier.

Les avantages de la sieste pour le décideur sont nombreux, que ce soit sur un plan professionnel ou personnel.

Sur le plan professionnel, la pratique de la sieste en milieu de travail aide à faire face aux situations stressantes et fatigantes, elle harmonise les relations interpersonnelles, diminue le taux d'absentéisme et augmente la créativité et la motivation des travailleurs.

Sur le plan personnel, pratiquée régulièrement, la sieste améliore le sommeil, la récupération physique ainsi que la confiance en soi. Elle diminue la fatigue et la tension nerveuse, développe la mémoire, l'imagination et la concentration.

Une sieste régénératrice consiste à fermer les yeux pour une période de 10 à 20 minutes. Cela suffit à améliorer la vigilance pendant 2 ou 3 heures. Si vous craignez de dormir trop longtemps, utilisez un minuteur pour vous réveiller au bout de 20 minutes. Vous serez alors plus reposé, détendu et plus disponible.

Il est important de pouvoir aménager sur les lieux du travail des espaces où chacun peut choisir de venir se détendre quelques instants. Je reçois souvent des témoignages de personnes qui n'ont comme unique solution que d'aller aux toilettes pour s'isoler !

Par-dessus tout, je souhaite que la formation ou l'information sur le sommeil en entreprise soit valorisée, que des séminaires sur l'hygiène du sommeil soient proposés au Comité de santé et de sécurité au travail et qu'un document pédagogique soit offert à tout employé, afin qu'il puisse apprendre les rudiments d'un bon sommeil.

Enfin, voici quelques trucs pour améliorer sa performance, sans bousiller sa santé, durant les périodes de grand surmenage :

1- Horaires réguliers de lever et de coucher

Se lever tous les jours à la même heure, de façon régulière, fins de semaine et jours fériés compris. Vous faciliterez ainsi votre sommeil et vous améliorerez vos performances et votre humeur.

2- Réveil dynamique

Il est important de bien éveiller son corps par une douche, des exercices (flexions, étirements, etc.), une lumière forte, un déjeuner complet (fruits, pain ou céréales complètes) afin de se procurer un apport énergétique suffisant pour toute la matinée.

3- Pause bienfaisante

En cas de fatigue ou de « coup de pompe », à défaut d'une sieste complète de 15 ou 20 minutes, vous pouvez faire une pause de 5 minutes en fermant simplement les yeux et en effectuant un relâchement complet du corps. Cet arrêt vous apportera une régénération instantanée.

4- Eau

Si possible, ne buvez que de l'eau durant la journée, aucun café, thé ni chocolat chaud.

5- Exercices physiques

Planifiez 3 périodes de 30 minutes d'exercices physiques pour un cycle de 7 jours.

6- Alcool, tabac

Évitez de fumer et de boire de l'alcool durant la journée et la soirée.

7- Repas du soir

Le repas du soir doit être léger et pris au moins 3 ou 4 heures avant le coucher.

8- Lumière

Faire l'obscurité dans sa chambre peut permettre d'obtenir un sommeil plus profond. La mélatonine, l'hormone du sommeil, est sécrétée dans l'obscurité.

9- Endormissement

Au cas où le sommeil ne viendrait pas, il est préférable d'éviter de bouger en restant sur le dos calmement, en effectuant quelques respirations rythmées et en visualisant une image agréable. En cas d'agitation, il existe de nos jours de très bons outils, par exemple de la musique spécialement conçue pour harmoniser les rythmes binauraux du cerveau (à utiliser avec des écouteurs) qui favorisent le ralentissement des ondes cérébrales et qui peuvent être vraiment aidants pour le sommeil.

Enfin, si vous appliquez religieusement ces conseils, en moins d'une semaine vous augmenterez votre niveau d'énergie et de vitalité durant la journée. De plus, vous aurez besoin de moins d'heures de sommeil, ce dernier devenant de meilleure qualité.

Personnellement, en tournée de conférences, je m'assure de respecter les quelques règles d'hygiène précitées, ce qui me permet de travailler 12 heures par jour ou même de conduire 8 ou 10 heures d'affilée, d'être en bonne forme, souriante, et de revenir à la maison avec un profond sentiment de satisfaction du travail accompli. C'est un pensez-y bien !

Chapitre 9

LA FEMME ENCEINTE

Une des contrariétés que la femme enceinte rencontre jusqu'à l'accouchement a trait à son sommeil. Que ce soit à cause de facteurs physiologiques tels que les changements hormonaux dus à la grossesse, ou encore de facteurs physiques tels que les mouvements du bébé ou le besoin de se lever plusieurs fois la nuit pour aller aux toilettes, tout ceci empêche la future maman de bien dormir. Tous ces facteurs bouleversent la qualité du sommeil tout au long de la grossesse.

LES CARACTÉRISTIQUES DU SOMMEIL

Un des premiers éléments susceptibles de perturber votre sommeil dans les premières semaines est la modification de votre position pour dormir. En effet, vos positions fétiches pour dormir se modifient à mesure qu'augmentent le poids et le volume de votre bébé, et vous ne pouvez plus vraiment vous allonger sur le ventre. Vous vous retournez constamment. Même dormir sur le dos vous donne maintenant l'impression d'étouffer ! Essayez de vous étendre sur le côté gauche : vous éviterez ainsi de comprimer la veine cave située à droite de l'utérus. Allongez votre jambe gauche et repliez l'autre au-dessus.N'hésitez pas à glisser un petit coussin sous le genou droit. Avec cette cale, c'est la position préférée des futures mamans.

Celles qui ont l'habitude de dormir sur le ventre peuvent toutefois garder cette habitude en s'installant de trois quarts. Si votre jambe est repliée, votre bébé ne risque rien, son petit cocon est incompressible !

Allons-y maintenant par trimestre pour découvrir comment évolue le sommeil durant cette période.

Le premier trimestre

Quelle joie ! Vous venez d'apprendre que vous êtes enceinte, c'est votre premier bébé. Les premières journées sont vécues comme dans un conte de fées. Vous vous précipitez sur le téléphone pour en informer tous vos amis et vous faites une tournée dans la famille pour annoncer la grande nouvelle.

Après les premiers émois (parfois même avant chez certaines femmes), les premières manifestations de la présence de ce petit trésor en vous se font sentir. Outre les nausées et les goûts alimentaires parfois extravagants, les habitudes de sommeil sont souvent bousculées.

Une irrépressible envie de dormir au beau milieu de la journée peut vous assaillir généralement durant les premiers mois. Après tout, votre corps prépare un cocon à bébé : quoi de plus naturel que de se sentir fatiguée ! Lorsque la progestérone, hormone relaxante et sédative par excellence, vous envahit à n'importe quelle heure de la journée, vous ne rêvez que d'une chose : votre lit ! Si vous le pouvez, inutile de résister et dormez !

Le deuxième trimestre

Tous les petits maux qui vous gâchaient la vie ces derniers mois disparaissent, vous vous sentez en meilleure forme. Votre ventre commence à s'arrondir, mais vous laisse encore très libre de vos mouvements la nuit. Vous arrivez à dormir à peu près sereinement et toutes les positions vous sont permises. Le bébé étant protégé dans sa bulle incompressible, il n'est aucunement incommodé si vous dormez sur le ventre.

En cas de légère insomnie, le remède de grand-mère reste toujours le meilleur : un bon verre de lait chaud avant le coucher. Le tryptophane (acide aminé naturel) présent dans le lait et les produits laitiers favorise le sommeil. Cependant, évitez de trop boire de liquide avant d'aller dormir, afin d'éviter les mictions de nuit.

Le troisième trimestre

Vers la fin du 6e mois de grossesse (à 30 semaines), le calme et le bien-être du deuxième trimestre s'amenuisent peu à peu. Le volume de votre ventre ne vous permet plus vraiment d'adopter vos positions confortables. Bébé ne cesse de se manifester par de petits coups de pieds, sans oublier vos fréquentes envies d'uriner au beau milieu de la nuit. Les plus anxieuses se tiennent à l'affût des contractions et répètent sans cesse le scénario de leur accouchement, qui se termine plus ou moins bien selon leur humeur ! Difficile, alors, d'échapper à toutes ces nuits blanches !

PIÈGE À ÉVITER
Laisser l'anxiété vous envahir

À partir du moment où la grossesse est confirmée et jusqu'à son terme, des facteurs émotifs tels que des inquiétudes à propos de la santé du bébé, ou encore la perspective d'accoucher, peuvent à l'occasion occuper votre esprit durant la journée. Même l'arrivée d'un deuxième ou d'un troisième bébé peut générer son lot d'anxiété. Le soir, lorsque vient enfin le moment de se laisser aller dans les bras de Morphée, le sommeil ne vous gagne plus aussi facilement.

Si vous avez des angoisses, des appréhensions, le meilleur des remèdes est d'en faire part à votre gynécologue ou sage-femme, qui saura répondre à vos questions et vous tranquilliser sur votre état de santé et celui de votre futur bébé, ainsi que sur votre rôle de nouvelle maman. Profitez également de vos séances de préparation à l'accouchement pour faire part de vos soucis à l'intervenante de service.

Par ailleurs, si quelqu'un de votre entourage a la fâcheuse manie de vous raconter tous les malheurs dont elle (ou il) a eu vent en ce bas monde quant aux grossesses et aux accouchements, essayez de prendre vos distances et ne vous laissez pas déstabiliser. Chaque cas est individuel et, à moins que la personne en question ne soit un professionnel de la santé, mieux vaut ne pas l'écouter !

Afin d'éviter que l'insomnie ne se manifeste au moment d'aller dormir, une bonne hygiène du sommeil est recommandée. En voici les grandes lignes. Détendez-vous durant la journée, faites de la relaxation ; l'exercice physique régulier vous aidera aussi. Une bonne marche en fin de journée vous détendra et vous fatiguera sainement pour vous aider à passer une nuit agréable. Évitez de vous étendre devant la télévision le soir après le repas. La télévision favorise la somnolence et le fait de s'allonger après le repas favorise le reflux gastrique, donc les brûlures d'estomac. Voici d'autres astuces pour mieux dormir :

- Prenez un repas léger mais suffisant pour ne pas être réveillée par la faim.

- Évitez les excitants comme le café ; par contre, les tisanes à base de verveine, tilleul et camomille, mais aussi le lait tiède ont des vertus soporifiques. Toutefois, n'oubliez pas d'en limiter la quantité, sinon les doses consommées vous obligeront à vous relever la nuit.

- Ne vous couchez pas immédiatement après avoir dîné, prenez le temps de digérer.

- Aérez votre chambre avant de vous mettre au lit.

- Prenez un bain chaud, mais pas trop, en particulier si vous souffrez de problèmes de circulation sanguine.

- Préférez un bon livre de chevet plutôt que de travailler à l'ordinateur ou de regarder un film violent ou une émission qui stimulera vos neurones au lieu de les apaiser. À ce sujet, il a été démontré que d'écouter les nouvelles avant d'aller au lit retardait l'endormissement chez de nombreuses personnes et les rendait tendues

- Faites participer votre conjoint : demandez-lui de vous masser avec une huile relaxante, sur un fond de musique apaisante. Un massage des pieds et des jambes est particulièrement indiqué.

Si vous ne parvenez pas à retrouver le sommeil au beau milieu de la nuit, levez-vous et prenez un peu d'eau ou de lait. Marchez un peu et retournez vous coucher. Durant ce moment, évitez toute activité susceptible de surexciter le cerveau.

Une fois au lit, pratiquez une respiration calmante afin de vous apaiser et d'appeler le sommeil. Cette respiration ressemble à celle du sommeil profond. La technique consiste à inspirer par le nez tout en gonflant l'abdomen et à expirer toujours par le nez en émettant un son semblable à celui d'une personne qui dort. En simulant ce genre de respiration amplifiée et calme à la fois, témoignant du degré de profondeur du sommeil, vous aidez le corps à se détendre. Le sommeil, favorisé par la respiration calmante, s'installe alors peu à peu.

La plupart du temps, aucun traitement n'est nécessaire contre l'insomnie chez la femme enceinte. D'ailleurs, la prise de somnifères et de médicaments est généralement contre-indiquée tout au long de la grossesse, en raison de leurs répercussions potentielles sur le développement du bébé, plus particulièrement sur son système nerveux.

STRATÉGIE
Favoriser le repos durant la journée

Un des moyens de récupérer le manque de sommeil nocturne est de profiter de tous les moments de calme de votre journée pour faire de brèves ou longues siestes apaisantes au cours de la journée. Voici quatre formes de repos durant le jour :

1- Le repos minute

Il ne dure que quelques secondes, une minute tout au plus. Il suffit de fermer les yeux pendant une période de moins de 60 secondes. Ces quelques secondes où vous fermez les yeux sont suffisantes pour procurer un repos court mais récupérateur. Vous pouvez le faire à tous moments.

120

- Au bureau : devant l'ordinateur, chaque fois qu'il met du temps à charger un programme, ou au téléphone en attendant d'avoir la communication ; durant les temps de pause.

- À la maison : devant le téléviseur lors d'une pause publicitaire ou en attendant qu'un mets trop chaud se refroidisse.

- À l'extérieur : dans une file d'attente à l'épicerie, au guichet automatique, en attendant l'ascenseur ou encore durant la montée ou la descente.

2- La pause rapide

Elle se répartit en périodes de 5 minutes chaque fois qu'une sensation de fatigue se fait sentir. Il y a plusieurs façons de pratiquer la pause rapide. Il suffit de disposer de quelques minutes, soit par choix, en interrompant les activités en cours, soit de façon imposée, dans les périodes d'attente. Pour ce qui est de la posture, la meilleure façon de pratiquer cette pause est de reposer la nuque, en position assise, au moyen d'un fauteuil à haut dossier ou d'une chaise adossée à un mur qui permet d'appuyer l'arrière de la tête. Une fois la tête bien appuyée, fermez les yeux pendant 5 minutes. Voici des exemples de lieux favorables à une pause rapide régénératrice :

- Une salle d'attente.

- Les transports en commun.

- L'auto avant le démarrage.

- La maison, lorsqu'on attend l'arrivée de quelqu'un.

- Les lieux de travail, durant la pause-café.

3- La sieste

Elle se pratique une ou deux fois par jour, selon les besoins et se prolonge sur une période de 20 à 30 minutes au maximum. Il importe de ne pas dépasser la durée normale d'une sieste afin d'éviter les désagréments d'un sommeil qui atteint un degré de profondeur semblable à celui de la nuit. Il est préférable de faire la sieste ailleurs que dans le lit, car le corps associe ce lieu au sommeil profond, puisqu'il y dort toutes les nuits. Si la chambre à coucher est le seul endroit paisible pour faire une sieste, il est recommandé de s'étendre alors en travers du lit. Voici des suggestions de lieux propices à la pratique de la sieste :

• Le sofa.

• Une chaise longue.

• Le siège abaissé de la voiture.

4- La détente prolongée

Il s'agit ici d'une période de repos d'une durée variant de 1 heure et demie à 3 heures. Au cours du dernier mois de grossesse, toutes les futures mamans devraient avoir la possibilité de dormir durant le jour afin de se préparer aux nuits mouvementées des premières semaines après la naissance de bébé. Contrairement à la sieste, ce temps de sommeil se passe au lit. Le moment de la journée où cette période de repos est le plus bienfaisante est une trentaine de minutes après le repas du midi, au moment où la digestion demande une grande dépense d'énergie et où l'intellect se prête mal à la concentration. Ce repos aide à éliminer le surplus de fatigue provoqué par une nuit trop courte.

En terminant, rappelez-vous que dormir est précieux. Même s'il est impossible de mettre du sommeil en banque pour l'arrivée de bébé et les nuits souvent entrecoupées des premières semaines, prenez soin de dormir le plus et le mieux possible durant la grossesse. Votre énergie n'en sera que plus grande !

Chapitre 10

LES NOUVEAUX PARENTS

L'arrivée d'un bébé est une période si merveilleuse que plusieurs parents supportent les nuits agitées comme un mal nécessaire. Mais il ne faut pas pour autant négliger les conséquences concrètes que peut avoir la privation de sommeil.

Maternité, paternité et nuits paisibles semblent a priori peu compatibles, tout au moins pendant quelques semaines, voire quelques mois dans les cas les plus difficiles. Les perturbations du sommeil chez les nouveaux parents paraissent tellement inévitables qu'on en parle peu.

LES CARACTÉRISTIQUES DU SOMMEIL

Le sommeil des parents étant modelé sur celui du nourrisson, examinons les caractéristiques du sommeil de ce dernier.

Les nourrissons diffèrent les uns des autres, mais les parents sont unanimes sur un point : ceux qui font leurs nuits sont extrêmement rares. Le nouveau-né ne différencie pas le jour et la nuit. Ses réveils se produisent à n'importe quel moment, il est indifférent à l'environnement lumineux. Si votre nourrisson mange davantage le jour et dort mieux la nuit, estimez-vous chanceux, c'est un pur hasard.

Les premiers temps, dormir et se nourrir sont les activités exclusives d'un nouveau-né. Ses pleurs sont essentiellement motivés par la faim, qu'il soit nourri au sein ou au biberon. Un nouveau-né dort beaucoup, en moyenne 18 heures sur 24, mais il existe d'emblée des différences importantes dans la durée. Certains bébés, gros dormeurs, passent près de 20 heures en sommeil, d'autres, petits dormeurs, auront besoin de 16 heures sur 24, sans que cela soit anormal. Cependant, comme les réveils des premiers jours sont essentiellement agités (il ressent dorénavant la faim), un nouveau-né qui dort peu est souvent un bébé qui pleure beaucoup, ce qui est pénible pour les parents.

La relation au sommeil se crée dès la naissance et les habitudes de sommeil qui sont alors mises en place doivent favoriser l'autonomie du bébé dans sa capacité de s'endormir. Malheureusement, comme il n'y a pas de manuel d'instructions en pièce jointe à l'arrivée de votre petit trésor, des difficultés de parcours se produisent inévitablement. Il convient donc d'éviter de tomber dans certains pièges en matière de sommeil du nourrisson et d'adopter des stratégies qui lui permettront de remplir ses propres conditions d'endormissement. Ainsi, toute la famille pourra en bénéficier !

PIÈGE À ÉVITER
Nuire au sommeil du bébé

Dans ses premières semaines de vie, lorsque le bébé est en sommeil agité (sommeil contenant majoritairement des rêves), son visage adopte de multiples mimiques. Il ne semble pas vraiment endormi, mais plutôt traversé d'inconforts et de malaises entrecoupés de moments d'apaisement. Il peut gazouiller, carrément pleurer ou même ouvrir les yeux. Trop de parents interprètent ces expressions comme des signes d'éveil et même d'appel. La projection de leurs expériences émotionnelles d'adultes sur ces mouvements quasi réflexes de leur bébé les font intervenir parfois à tort. Pour consoler l'enfant, le rassurer, ils finissent par réellement le réveiller. Résultat : le sommeil calme ne succède plus naturellement au sommeil agité. Ces réveils intempestifs provoqués par les interventions de l'adulte gênent son repos normal, le fatiguent, mais surtout lui inculquent l'habitude de se réveiller après une période de rêves.

Ainsi, il se crée un véritable cercle vicieux : les parents bien intentionnés veulent rassurer leur bébé, mais nuisent directement à son sommeil. Il est bien plus néfaste de rompre le rythme de sommeil d'un tout-petit que de le laisser pleurer quelques instants sans le consoler. Il s'agit là d'une des causes des problèmes de sommeil : l'enfant se réveillera chaque nuit à toutes les deux heures ou presque, parce que son cerveau aura associé « fin de sommeil agité » (période de rêves) à « réveil ».

Également, afin de favoriser la transition vers la vie extra-utérine et d'instituer de saines habitudes de sommeil, il convient de procurer au nouveau-né des moments où il s'endort dans les bras de ses parents et où il pourra y rester durant toute une période de sommeil, c'est-à-dire à partir de l'endormissement jusqu'à son éveil spontané. Ensuite, une autre fois, il y a lieu de le coucher au moment où il ralentit sa succion, afin qu'il apprenne à s'endormir seul dans son lit. L'idéal est de ne pas mélanger les deux scénarios, c'est-à-dire un endormissement dans vos bras suivi d'une mise au lit. D'abord, parce qu'il risque alors de s'éveiller ; ensuite, parce

que le fait de se réveiller dans des conditions et un lieu différents de ceux de l'endormissement est insécurisant. Cela vous
est-il déjà arrivé ? Même pour un adulte, c'est angoissant.

Par ailleurs, le seul moyen pour les deux parents de
ne pas sortir épuisés de cette période consiste à pratiquer
l'alternance des disponibilités. Le père assume au moins les
tétées de nuit du vendredi et du samedi, puisqu'il a la possibilité, ces jours-là, de récupérer par une grasse matinée ou
une sieste. Les autres journées peuvent être à la charge de
la maman, qui récupérera un peu son temps de sommeil
durant les siestes de bébé.

STRATÉGIE
Se ménager des temps de repos

La multiplication des nuits blanches retentit sur
l'humeur, empoisonne la relation amoureuse, mais aussi se
répercute sur la performance des parents dans leur quotidien. La majorité d'entre eux déclarent éprouver des difficultés à effectuer des tâches simples durant la journée. Dans
certains cas, le manque de sommeil est si important que des
chercheurs font une mise en garde : la conduite automobile
dans de telles conditions présente un risque comparable
à celui observé après la prise d'alcool. Des études ont ainsi
montré qu'une nuit blanche altère davantage les réflexes et
la conduite qu'une alcoolémie dépassant la norme légale. De
fait, une privation de sommeil importante retentit sur l'équilibre général de la personne.

Pour éviter que la dette de sommeil ait des répercussions notables sur la sécurité et l'équilibre psychique des
parents, il est indispensable que la mère et le père se ména-
gent des moments de repos. Comment y arrive-t-on avec un
nourrisson de quelques semaines ?

Malheureusement, la science n'a pas encore trouvé mieux à proposer que de profiter des moments de sommeil de l'enfant pour dormir pendant la journée, même au prix d'une négligence des tâches ménagères. Ce repos diurne compense une nuit trop courte. Toutefois, ces siestes ne sont pas toujours faciles à mettre en pratique. Si vous n'arrivez pas à récupérer, il faut y voir sérieusement. Par exemple, vous pourriez à tour de rôle aller dormir dans une pièce éloignée du lit de bébé ou passer la nuit chez un ami ou de la parenté. Une autre possibilité serait de faire garder bébé une nuit par un membre de la famille en qui vous avez confiance. Naturellement, cette solution implique pour celles qui allaitent de préparer des biberons à l'avance, mais pour une nuit de sommeil complète, cela vaut le coup !

De plus, les nouveaux grands-parents, en règle générale, sont généreux de leur temps et désireux d'aider. Demandez-leur de vous concocter des repas que vous pourrez congeler (pâté chinois, lasagne, sauce à spaghetti, soupe-repas, pot-au-feu, pain de viande, cigares aux choux, etc.). Une ving-taine de repas préparés d'avance feront la différence, lors des premières semaines, dans la gestion de votre temps... et de votre sommeil.

En terminant, les parents ne doivent pas hésiter à aller chercher de l'aide si les réveils nocturnes du bébé sont trop fréquents ou persistent au-delà des six premiers mois. Aussi, il est important que la mère demande du soutien ou aille consulter si elle se sent épuisée, incapable de gérer le quoti-dien. En effet, les dépressions du post-partum sont fréquentes et peuvent entraîner par elles-mêmes un besoin continuel et irrépressible de dormir. Un médecin pourra diagnostiquer la présence d'un tel épisode dépressif et proposer un traite-ment afin de rompre ce cercle vicieux.

Enfin, rassurez-vous chers parents, les premiers mois ne durent pas toute la vie !

Chapitre 11

LE SPORTIF

Signalons d'emblée que le présent chapitre ne traite pas du sommeil du sportif professionnel ou d'élite, à savoir celui qui s'entraîne par esprit de compétitivité ou dans le dessein de participer à des tournois nationaux, internationaux, voire aux Jeux olympiques. Généralement, l'entraîneur et les parents, le cas échéant, sont très bien informés de l'importance d'une hygiène du sommeil dans des contextes de performance si élevés. Nous allons plutôt nous intéresser au sommeil des sportifs de loisir, ceux qui pratiquent une activité physique de façon régulière, mais pour leur plaisir.

À condition que la pratique soit bien encadrée et adaptée, les activités physiques et sportives apportent des bénéfices pour la santé. La pratique régulière d'un sport récréatif s'inscrit dans ce contexte.

Le sport améliore notre rythme de vie. On connaît ses effets préventifs, notamment sur certaines maladies telles que les maladies cardio-vasculaires, l'hypertension artérielle, le diabète, l'obésité, l'ostéoporose, etc. L'activité physique permet en outre un dépistage précoce de certaines pathologies et, par là même, un meilleur pronostic.

Pour ces pathologies, l'activité physique constitue également un véritable atout thérapeutique. Elle apporte puissance, force et endurance musculaire, équilibre et coordination, souplesse articulaire et augmentation de la densité osseuse. Soulignons enfin que les métabolismes glucidique et lipidique sont alors orientés vers l'utilisation plutôt que vers le stockage.

Ces différents facteurs conduisent à une meilleure condition physique globale qui entraîne un renforcement de la capacité fonctionnelle et de l'indépendance psychologique, facteurs indispensables à une meilleure qualité de vie.

LES CARACTÉRISTIQUES DU SOMMEIL

En raison de la dépense énergétique parfois considérable du sportif, le sommeil est d'une importance capitale pour la récupération physique. Une accumulation de nuits pauvres en sommeil ne pourrait soutenir un niveau satisfaisant d'activité physique durant le jour.

Le sommeil est un temps de prédilection pour la sécrétion de l'hormone de croissance, dont les effets sur la récupération musculaire sont reconnus.

Par ailleurs, les phases de sommeil lent profond ont des effets réparateurs, notamment une diminution de l'excitabilité des cellules du cerveau et, par le fait même, des mécanismes régissant l'activité musculaire, d'où une relaxation générale et complète de tous les muscles.

Enfin, l'inactivité cellulaire permet une élimination plus rapide des toxines et autres déchets par l'organisme. C'est donc par un sommeil efficace que le sportif jouira de conditions optimales d'élimination de toutes formes de fatigue (nerveuse et physique).

PIÈGE À ÉVITER
La déshydratation

Épuisement rapide durant l'entraînement, perte de concentration au cours de parties de golf, difficulté à récupérer à la suite d'une randonnée en forêt... Vous connaissez ? Bien s'hydrater est la règle d'or pour retarder la fatigue et profiter au maximum de vos activités préférées.

Commencez à vous hydrater dès le début de votre activité physique et ingurgitez de petites quantités de liquide (125 à 150 ml) à intervalles réguliers.

Par temps chaud, notre corps libère jusqu'à 2 ou 3 litres d'eau sous forme de transpiration. Comme il ne peut absorber plus d'un litre d'eau à l'heure, il faut boire régulièrement durant une activité physique. Efforcez-vous de boire suffisamment, même si la soif n'est pas manifeste. Voici ce qu'il faut privilégier.

Dans les activités de moins d'une heure, buvez de l'eau. Pour les entraînements de plus d'une heure, une boisson contenant du glucose (sucre) et un peu de sel convient mieux. Préparez vous-même votre rafraîchissement en mélangeant à parts égales du jus d'orange et de l'eau et en y ajoutant une pincée de sel.

Par ailleurs, soyez vigilant si vous optez pour des boissons commerciales. Elles sont souvent trop sucrées. Étant donné qu'elles demeurent plus longtemps dans l'estomac, elles ne réhydratent pas aussi efficacement. Choisissez donc une boisson pour sportifs qui ne contient pas plus de 8 g de glucides par 100 ml. Lisez bien sur l'étiquette la teneur en glucides de la boisson dans le tableau des valeurs nutritives.

Pour ceux dont l'exercice physique est modéré, une boisson de récupération n'est pas nécessaire. Elle annulerait la perte de calories occasionnée par l'exercice. Un bon repas complet en temps opportun est mieux indiqué.

Enfin, si vous savez que vous aurez une grosse journée au travail avant une activité sportive, certains aliments agissent à titre d'antifatigues. Privilégiez-les durant la journée : les oranges, les kiwis, le poivron (surtout jaune), les tomates, les céréales complètes, les haricots verts, les fruits séchés, les amandes, les huîtres, les sardines et le thon blanc.

STRATÉGIE
Doser l'exercice physique

Afin d'atteindre l'objectif d'un sommeil de qualité, en tout premier lieu, il importe de savoir doser tout exercice physique. La prescription d'un programme d'entraînement physique doit être personnalisée et préciser le mode d'exercice, sa durée, sa fréquence et son intensité. Des intervenants compétents (médecins, éducateurs physiques, entraîneurs) sont donc nécessaires pour adapter sur le terrain les programmes généraux d'incitation à la pratique.

Ainsi, comme toute thérapeutique efficace, l'activité physique connaît une posologie, des indications et des contre-indications. Dans un objectif de santé et de sommeil récupérateur, la posologie moyenne devra satisfaire aux critères suivants :

– fréquence : 2 ou 3 séances hebdomadaires ;
– durée : de 30 à 45 minutes par séance ;
– intensité : de 50 % à 70 % de la fréquence cardiaque maximale (déterminée selon une charte, en fonction de l'âge du sujet).

La plupart des coureurs éprouvent une sensation de détente et de liberté, de regain d'énergie après une période d'activité. Ils évoquent même l'état euphorique induit par la course. Découvertes en 1975, les endorphines ont rapidement été associées à ce phénomène. Opiacés naturels produits par le corps, les endorphines agissent notamment comme analgésiques. Mais devant l'absence de preuves directes, des experts ont prétendu qu'il s'agissait d'un mythe. Bonne nouvelle : des scientifiques* viennent de prouver qu'il s'agit bien d'une question d'endorphines. Une sensation de bien-être dont plusieurs ne peuvent plus se passer.

Toutefois, inutile d'enchaîner les foulées pendant deux heures pour flotter sur un nuage. Un exercice modéré de 20 à 30 minutes, pas nécessairement de la course à pied, suffit pour ressentir les effets bénéfiques résultant de la libération d'endorphines.

Ainsi, dès qu'ils ratent une séance de jogging, certains coureurs sont en manque. Il existe une dépendance au sport et elle commence à être problématique quand il y a surentraînement. Le sportif va trop loin lorsque les symptômes suivants apparaissent : troubles du sommeil, maux de tête, perte d'appétit, fatigue, blessures à répétition et fréquence accrue de maladies virales. De même, lorsqu'une personne décide d'abandonner la pratique d'un sport, elle doit le faire graduellement, sans quoi elle risque de subir les mêmes symptômes désagréables.

---

* Source : *La Presse*, Montréal, le 28 avril 2008.

Chapitre 12

LE TRAVAILLEUR AUTONOME

Le modèle social du mâle, principal soutien de famille, occupant un emploi permanent à temps plein chez un seul employeur, ne correspond plus aux réalités actuelles. Les conditions de travail et d'emploi sont également de moins en moins normalisées et plus complexes. D'abord, la notion d'emploi pour la vie est en déclin rapide. Le travailleur d'aujourd'hui aura, en moyenne, environ trois carrières et huit emplois au cours de sa vie. L'emploi à temps partiel, les emplois de courte durée, le travail autonome, les emplois contractuels et le recours aux agences de services temporaires caractérisent le marché du travail d'aujourd'hui.

Loin d'être seul au monde, le travailleur autonome fait partie d'une « confrérie » en croissance. Que ce soit par choix ou par suite d'une mise à pied, le nombre de travailleurs autonomes est en nette progression. C'est notamment le cas pour de nombreux consultants, journalistes, traducteurs, entrepreneurs et certaines gens de métier comme les électriciens, les plombiers ou les horticulteurs. Sans oublier le grand nombre de personnes qui travaillent à domicile, tendance favorisée par l'éclosion des TIC (technologies de l'information et des communications), où Internet occupe une place de premier plan. Plus du tiers des indépendants sont des femmes, étant donné la possibilité qu'elles ont ainsi d'intégrer leur travail à leurs obligations familiales, avantage qu'elles apprécient fortement, surtout quand elles ont de jeunes enfants.

LES CARACTÉRISTIQUES DU SOMMEIL

L'un des très grands avantages du travailleur autonome est de pouvoir, à l'intérieur de certaines contraintes, gérer son temps. Ainsi, les lève-tôt peuvent profiter des premières lueurs du jour pour accomplir avec efficacité leur travail, alors que les couche-tard en feront autant après le coucher des enfants. Cependant, il arrive trop souvent que les lève-tôt finissent par se coucher tard et que les couche-tard finissent par se lever tôt. Ils travaillent alors 12 heures par jour pendant cinq, six et même sept jours par semaine. Le temps manquant pour accomplir les autres tâches de la vie courante est récupéré sur les heures de sommeil.

Même lorsque la fatigue hypothèque l'efficacité et la rentabilité de son travail, le travailleur autonome continue de s'acharner. Il ne prend ni pause ni bonne nuit de sommeil.

Il sait rarement poser des limites à sa disponibilité, surtout dans les premières années à son compte. Par suite de son inclination à toujours dire oui à ses clients, ces derniers se sentent autorisés à l'appeler le soir et les fins de semaine. La frustration s'accumule alors aussi vite que la dette de sommeil.

Une réalité incontournable de la vie du travailleur autonome : dès qu'il s'apprête à prendre une pause – peu importe l'heure de la journée –, le téléphone sonne pour une urgence ! Il ne sait pas mettre les urgences en attente, ne serait-ce qu'une heure ou même une demi-heure pour se ménager une sieste ou tout simplement s'aérer l'esprit.

La grande majorité des travailleurs autonomes disposent d'un espace consacré au travail à leur domicile, qu'il s'agisse d'un bureau luxueusement aménagé ou d'un simple coin confortable. Mais plus d'un, sans s'en rendre compte, dépassent peu à peu cette frontière physique, au point que le travail finit par envahir la cuisine, le salon et même la chambre à coucher. Psychologiquement, toute la maison est imprégnée par le travail, d'où cette inconfortable impression du travailleur autonome de ne jamais pouvoir se reposer.

Enfin, le travailleur autonome fournit souvent un rendement supérieur afin de faire rouler son entreprise et de répondre à la compétition. Ce qui cause de l'insomnie à la plupart d'entre eux.

PIÈGE À ÉVITER
Dormir avec le doute et l'insécurité

La création de sa propre entreprise génère de nombreuses périodes de doute. Le travailleur autonome connaîtra des bonds successifs dans l'avancée de son projet, mais également des retours en arrière. Son entreprise ne connaîtra pas une croissance continue. Il a donc besoin d'être soutenu sur le plan psychologique, car il est aux prises avec une certaine solitude et des angoisses. Par ailleurs, les candidats à la création d'entreprise viennent généralement du monde des salariés. Ils ont évolué dans un cadre structuré, au sein d'équipes, avec des méthodes. Se lancer dans l'entreprenariat signifie quitter cette sécurité pour devenir maître de son destin.

Il faut savoir qu'environ 30 % des travailleurs autonomes travaillent plus de 50 heures par semaine pour leur entreprise. Ils doivent, dans l'ensemble, consacrer plus d'heures, dans les premières années, pour gagner le même revenu que les salariés. De plus, ils sont loin de disposer des mêmes protections que leurs confrères salariés. La plupart d'entre eux ne bénéficient pas de prestations d'assurance-emploi et d'avantages sociaux. Ils doivent donc se prémunir eux-mêmes d'un fonds de capital et d'un régime privé d'assurances.

La ligne entre le succès et l'échec est parfois bien mince. Ces insécurités financières et ces doutes auront tôt ou tard un effet sur le sommeil du travailleur autonome.

Toutefois, ne cherchez pas à réinventer la roue comme certains ont trop tendance à vouloir le faire, pour tenter de prouver que c'est votre méthode, votre façon de faire qui est la meilleure. Vous y gagnerez rarement à long terme. Trouvez plutôt quelqu'un qui est déjà passé par là et qui a réussi. Quelqu'un qui sait ce qui fonctionne et ce qui ne fonctionne pas. Quelqu'un qui saura vous écouter et, avec vous, apporter les correctifs nécessaires en cours de route. En fait, il s'agit de se trouver un accompagnateur du change-ment (*coach*). Un bon accompagnateur cherchera d'abord à vous connaître, vous et votre domaine. Il voudra connaître vos objectifs, votre vision, la mission que vous vous êtes donnée. Il cherchera à découvrir vos véritables forces et à les mettre au profit de votre entreprise, en l'occurrence « vous ».

Un bon accompagnateur pourra également vous aider à mettre sur pied un réseau efficace, une équipe de premier niveau. D'ailleurs, tous les grands leaders s'accordent très rarement le crédit de leur réussite personnelle ; ils l'attribuent, la plupart du temps, à leur équipe.

Les services d'un accompagnateur du changement ne sont évidemment pas gratuits, mais cet investissement vous sera rendu plusieurs fois tout au long de votre carrière.

Personnellement, je suis accompagnée depuis 4 ans ; c'est le seul moyen (efficace) que j'ai trouvé pour garder l'équilibre dans ma vie professionnelle et personnelle, et pour augmenter mes revenus de 30 % chaque année tout en m'assurant de bonnes nuits de sommeil !

Vous voulez combler l'écart qui existe entre votre situation actuelle et vos objectifs, afin de dormir comme un bébé ? Trouvez-vous un accompagnateur du changement ! Je vous invite à visiter le site de *mon* accompagnatrice, Chantal Beaulieu Lynch, sur www.omegabt.com. C'est déjà un premier pas à faire pour réussir votre vie professionnelle et... dormir sur vos deux oreilles !

STRATÉGIE
Préparation adéquate
à une période intense de travail

Malheureusement, il n'est pas question de capitaliser des heures de repos en prévision d'une grosse dépense énergétique. En effet, on ne peut prélever sur son organisme que ce que l'on y a déposé au préalable. Mieux vaut donc ne pas arriver fatigué à la veille d'une période d'activité intense. Il s'agit également de pratiquer une hygiène de vie maximale avant le moment crucial, c'est-à-dire supprimer toute caféine en après-midi et alimentation grasse en soirée, boire beaucoup d'eau durant la journée et faire de l'exercice régulièrement.

En revanche, il faut réserver dans son agenda des moments prioritaires consacrés au ressourcement énergétique. Et il faut s'y tenir aussi religieusement qu'à ses rendez-vous d'affaires, médicaux ou autres. Par exemple, en prévision d'une semaine très chargée, planifiez au moins trois périodes quotidiennes de repos de 10 à 20 minutes, dont l'une après l'heure du lunch. Dès que vous en aurez l'occasion, profitez-en pour vous retirer dans un endroit calme, fermer les yeux et vous appuyer la tête. Assurez-vous que le téléphone aura été préalablement débranché, le cellulaire mis en mode silencieux et placé ailleurs que sur vous.

Vous pouvez également prévoir des moments soupapes : une ou deux fois durant la semaine, offrez-vous une séance de jogging, de magasinage, de jardinage..., puisque tel est l'avantage d'être travailleur autonome !

Oubliez le travail continu 24 heures sur 24. C'est sans doute flatteur pour l'ego mais totalement contraire à toute productivité et efficacité à moyen ou long terme. Au bout d'un certain temps, le cerveau se met à déraper. Le problème principal, en cas de surchauffe professionnelle, ce n'est pas la pression, c'est le manque de récupération. Alors n'en rajoutez pas !

Coupez sur le temps de vos repas, mais ne les supprimez pas : le cerveau fonctionne au glucose, et lorsqu'il n'est plus alimenté, il cesse d'être efficace. Pire, l'organisme puise alors dans l'ensemble des ressources énergétiques et met les batteries à plat pour plus longtemps.

En cas de grande fatigue, avec des heures de sommeil nocturnes réduites à leur minimum, faites une sieste d'une demi-heure. Ce n'est pas de la paresse, c'est de la saine gestion : vous pourrez ainsi récupérer deux heures d'efficacité maximale.

Une fois l'ouragan « professionnel » passé, l'effort pour ne pas en sortir complètement épuisé n'est pas pour autant terminé. Il faut se donner le temps de récupérer pour éviter la dette de sommeil, destructrice physiquement et psychologiquement à moyen et long terme. Cette récupération doit se faire idéalement dans le mois qui suit, en réduisant vos engagements de travail, par exemple, ou en limitant vos heures ouvrables, ou encore en vous ménageant quelques heures de sommeil supplémentaires. Encore mieux, si vous le pouvez, réservez-vous 3 ou 4 jours de congé consécutifs pour récupérer à la suite de votre période de suractivité. Il est possible de le planifier lorsque l'on connaît d'avance les périodes qui seront très achalandées au courant de l'année.

Chapitre 13

LES AIDANTS NATURELS

Ils sont partout. Ce sont majoritairement des femmes ; elles ne sont ni préposées aux bénéficiaires, ni infirmières, ni bénévoles, même si leur travail n'est pas rémunéré. Ce sont des femmes et des hommes fatigués, à bout de souffle, qui mettent en veilleuse des passions, voire une vie, pour donner des soins à quelqu'un qu'ils aiment et améliorer sa qualité de vie.

Ce sont des parents dont l'enfant est atteint d'une forme sévère d'autisme, d'un trouble envahissant du développement d'ordre social, relationnel et émotif, ou encore d'un handicap physique ou intellectuel.

Ce sont également des travailleurs de 34 à 60 ans, ayant des enfants à leur charge de moins de 15 ans et qui doivent s'occuper d'un parent en perte d'autonomie, malade, souffrant de limitations fonctionnelles ou qui est en fin de vie.

L'aidant naturel doit protéger l'intégrité physique et psychique de la personne dont il prend soin, ce qui signifie assurer son suivi médical, prendre les rendez-vous avec les différents intervenants du système de santé et des services sociaux, l'accompagner dans ses démarches ou les entreprendre à sa place. Se soucier de son bien-être et de son estime de soi. Le rassurer, l'encourager et le stimuler. Il lui faut aussi maintenir les relations entre les autres membres de la famille et ses amis afin d'éviter son isolement. Dans certains cas, lorsque les comportements de ce parent malade sont dangereux pour lui-même ou pour les autres, il faut assurer une surveillance permanente. Sans compter les soins corporels et infirmiers de plus en plus nombreux et complexes à dispenser. Sur le plan émotif, il faut composer avec une foule de sentiments contradictoires. Parfois, seule la mort de l'aidé met fin au mandat de l'aidant naturel...

LES CARACTÉRISTIQUES DU SOMMEIL

Une journée type dans la vie des aidants naturels débute très tôt le matin et se termine tard le soir. Lorsque la personne aidée est au lit, débutent alors les préparatifs pour la journée du lendemain, et les tâches qui peuvent être remises au soir sont effectivement accomplies dans la soirée, par exemple la préparation des repas, l'entretien ménager, le règlement des factures, etc. Quand les aidants naturels peuvent enfin dormir, la personne aidée réclame parfois encore des soins... Trop souvent, l'inquiétude tenaille nuit et jour les aidants naturels à propos de leur propre avenir et de celui de l'aidé. Les mauvais rêves peuplent parfois leurs nuits, leur sommeil est insuffisant et de moins en moins récupérateur.

Ils ont beaucoup de choses à gérer, ce qui leur demande beaucoup d'organisation. Leurs temps libres sont rares. Les mots *vacances*, *sortie* et *congé* ne font pratiquement plus partie de leur vocabulaire, car les ressources à leur disposition sont limitées. Ils sont trop souvent condamnés à l'épuisement.

En fait, on rapporte que trois aidants naturels sur quatre souffrent de détresse psychologique. Même ceux qui n'ont jamais souffert d'anxiété découvrent l'insomnie et son cortège de sombres pensées. Ils sont fatigués et certains ont peur du lendemain, car ils savent qu'il sera identique à la veille.

Avec le vieillissement de la population, si on ne s'occupe pas des aidants naturels, on risque de se retrouver avec deux personnes malades au lieu d'une !

PIÈGE À ÉVITER
Tout prendre sur ses épaules

Les aidants naturels portent un fardeau qui altère grandement leur sommeil, leur santé et leur situation financière. Ils sont inquiets ; ils ont l'impression de ne pas avoir le choix. Ils sentent sur leurs épaules tout le poids de la responsabilité ; ils souhaiteraient que d'autres prennent la relève ; ils se sentent coupables de prendre du temps pour eux. Dans le système de santé actuel, les aidants doivent répéter leur histoire plusieurs fois à des personnes différentes et dans des boîtes vocales. En fait, ils ont l'impression que ça va déborder, qu'ils vont craquer...

Les aidants naturels font souvent face au défi de concilier leur travail, leurs propres besoins de sommeil et leurs responsabilités d'aidants. Il en résulte stress, épuisement et insomnie, au point où ils ont eux-mêmes besoin de soins. Certains d'entre eux choisissent de réduire leurs heures de travail ou même de quitter leur emploi pour prodiguer des soins, subissant ainsi des conséquences économiques à court et à long terme.

Par ailleurs, une étude longitudinale révèle que les aidants cohabitant avec une personne aidée et éprouvant tout le poids de leur fardeau ont un risque de mortalité s'élevant à 63 % de plus que les non-aidants.

Les interventions du type groupes de soutien* réussissent à diminuer appréciablement le sentiment de fardeau des aidants et à augmenter leur état de bien-être.

L'aidant naturel qui reçoit de la formation pour augmenter ses connaissances et développer ses habiletés voit aussi diminuer la perception de son fardeau. Cet enseignement est important tant du point de vue affectif que pour développer un réseau social, découvrir des services à faibles coûts (répit/gardiennage) ou encore se donner des moyens de prendre soin de sa propre santé.

Depuis mars 1996, à Richmond, en Colombie-Britannique, des bénévoles, des aidants naturels et des professionnels collaborent à un programme particulièrement efficace visant à soutenir les soignants à domicile. Ce groupe organise et dirige une initiative de soutien qui comprend, entre autres :

- Des groupes de formation et de soutien pour les soignants à domicile.

- Un centre de ressources pour les soignants et les aînés, équipé d'un vaste choix de livres, de vidéos, de bulletins et de brochures.

- Des services de soutien téléphonique, de référence et de renseignements.

- Un annuaire indiquant comment accéder aux services de santé et autres.

- Des ateliers de formation.

---

* Ils sont animés par un professionnel ou par des pairs selon une approche non structurée. Ils visent à créer un lieu d'échange, de soutien social, de discussion, de résolution de problèmes et d'expression des émotions vécues.

Plus près de chez nous, le Regroupement des aidants et aidantes naturel(le)s de Montréal[*] a mis sur pied un projet innovateur destiné à mettre les aidants naturels à l'abri du découragement. Le groupe a organisé des ateliers d'information, un service téléphonique, des entrevues avec les aidants naturels afin de leur fournir l'aide dont ils ont besoin et de mieux cerner leurs préoccupations. Depuis, ce projet nommé Entourage s'est acquis une renommée au sein de la collectivité et a provoqué un dialogue profitable entre le groupe, les aidants naturels et les autres intervenants. L'initiative a donné lieu à la publication de trois manuels. Le premier, *L'Envol*, répond aux questions et aux préoccupations d'un aidant naturel néophyte dans le domaine de la santé, des droits, de l'aide juridique et financière ainsi que des services de soutien. Un autre manuel, *Roue de secours*, traite des situations de crise, en décrit les indices et offre des suggestions pour les résoudre. Enfin, le troisième, *L'Entourage*, encourage les aidants naturels à chercher de l'aide au sein même de leur famille et des autres groupes de la collectivité.

Certains hôpitaux ont créé un programme de formation individuelle en soins généraux à l'intention des aidants naturels. Ceux-ci y apprennent à traiter les symptômes postopératoires et à suivre le rétablissement du patient. La formation est à la fois générale (exemple : comment gérer les nausées) et pratique (exemple : comment utiliser un tube gastrique), et se poursuit jusqu'à ce que l'aidant ait suffisamment confiance en sa capacité de fournir des soins et soit en mesure de mettre en œuvre ses compétences. Les aidants se disent satisfaits de cette approche interactive et non intimidante, ainsi que du manuel de soins rédigé dans un langage simple qu'ils peuvent utiliser à la maison. Informez-vous !

---

[*] Leur bureau est situé à Montréal et on peut les joindre au 514-374-3040.

STRATÉGIE
Le droit au répit

Les fonctions des aidants naturels s'échelonnent souvent 24 heures sur 24. L'aidant naturel joue également le rôle de soutien moral ; il est présent pour aider la personne à traverser une crise ou à surmonter des douleurs physiques ou psychologiques. Empathiques, ils se placent généralement au même niveau que la personne souffrante (en ce qui a trait à la connaissance de la maladie et parfois même à la douleur) tout en gardant un lien affectif avec elle.

Ils sont alors aux prises avec des difficultés telles que l'absence de répit et l'isolement, lesquelles, si elles ne sont pas reconnues, peuvent mener à l'épuisement, voire à la maltraitance. L'épuisement est d'ailleurs, au sein de la famille, une des principales causes de maltraitance des personnes âgées ou handicapées.

Les aidants naturels ont tous besoin d'une pause ou d'un répit périodique en matière de responsabilités, afin de maintenir ou de récupérer leur capacité de fournir des soins. De nombreuses personnes qui ont bénéficié de services de relève (pause ou répit) les ont définis comme des services importants qui ont renforcé leur capacité de fournir des soins continus. Beaucoup d'entre elles ont affirmé que leur rôle d'aidant naturel était une expérience enrichissante. Plutôt que de se dégager de leurs responsabilités, ils veulent seulement être mieux soutenus pour pouvoir continuer à assumer ces responsabilités.

Cependant, on note une grave pénurie de programmes de relève dans l'ensemble de la province, ou encore des conditions d'admissibilité trop restrictives. Il devient donc difficile, voire très difficile, d'obtenir des services de relève.

Par ailleurs, la quantité des services accordés aux aidants naturels est nettement insuffisante pour leur fournir des pauses valables.

Si nous n'aidons pas les générations actuelles, des plus jeunes aux plus âgées, en leur fournissant des ressources adéquates pour mettre en œuvre leur capacité d'amour et de dévouement, qui le fera ? Et, le jour venu, qui prendra soin de nous ?

Chapitre 14

LE GRAND ÂGE

Le processus de vieillissement est un phénomène biologique naturel universel qui perturbe aussi le sommeil. Le vieillissement fragilise le sommeil, même chez les personnes en bonne santé, et l'habileté de dormir sans interruption toute la nuit se perd peu à peu.

On a constaté qu'une interruption du sommeil réduit considérablement l'effet régénérant durant cette période. Un sommeil reposant ne dépend pas seulement de la durée, mais aussi de la continuité du repos.

De plus, selon une des plus importantes études longitudinales américaines, menée en 2005 (Sleep Heart Health Study), le sommeil se modifierait dès l'âge de la trentaine, et non pas durant la soixantaine, contrairement à ce que l'on croyait auparavant. Ainsi, le sommeil profond diminuerait dès la quarantaine, mais cette diminution serait plus marquée vers la soixantaine. De fait, plus de 50 % des personnes âgées de 65 ans et plus expriment une certaine insatisfaction à propos de la qualité ou de la durée de leur sommeil.

Par ailleurs, les plaintes sur le mauvais sommeil exprimées par les personnes âgées semblent peu considérées ou étudiées par la médecine. La solution proposée repose généralement sur la prescription de somnifères.

L'insuffisance de la prise en charge de ces plaintes dépend de plusieurs facteurs : manque de formation des médecins et autres professionnels de la santé en ce qui a trait aux troubles du sommeil ; problème d'éducation ou manque d'information du grand public et, en particulier, des personnes âgées et de leurs aidants naturels ; difficultés d'accès des patients âgés aux centres de sommeil (priorité accordée aux jeunes)... Pourtant, selon certaines études, d'ici 2020, la population des plus de 65 ans augmentera de plus de 40 % et pourra représenter une personne sur cinq. De toute évidence, il faut vraiment promouvoir l'information sur le sommeil, en éduquant le public et les professionnels.

LES CARACTÉRISTIQUES DU SOMMEIL

La personne âgée dort différemment, en particulier à cause des siestes effectuées le jour, qui viennent écourter son temps de sommeil la nuit. De plus, le rythme de sommeil de la personne âgée manifeste une tendance à la précocité : elle s'endort plus tôt et se réveille plus tôt.

Ces deux phénomènes peuvent s'expliquer par le fait que dans un grand nombre de centres d'accueil ou d'hôpitaux gériatriques, on encourage (soit directement, soit par manque de stimulation) les personnes âgées à dormir 1 ou 2 heures durant la journée, parfois même deux fois par jour. Si, en plus, on couche ces patients vers 20 h, si ce n'est pas plus tôt (pratique malheureuse), il n'est pas surprenant qu'à minuit, 1 h ou 3 h du matin, le sommeil soit terminé. En conséquence, le lendemain, la personne âgée s'endormira dans la matinée ou l'après-midi et répétera le même cercle vicieux. Il est clair, dans ce cas, que la solution est d'apporter des changements de routine dans le milieu de vie, plutôt que de prescrire des médicaments.

154

Toutefois, de façon globale, il faut retenir que la structure du sommeil et sa qualité se modifient avec le vieillissement. Le sommeil léger augmente au détriment du sommeil profond, avec un risque accru de réveils et de fragmentation du sommeil.

D'autres phénomènes viennent également nuire au sommeil de la personne âgée, ce qui a pour effet de retarder son endormissement et de provoquer chez elle des réveils nocturnes plus fréquents et un réveil précoce le matin.

Au point de vue environnemental, le bruit, plus particulièrement les bruits inattendus et occasionnels, les mouvements du partenaire, de même que la température ambiante (chaleur excessive ou froid intense) influent sur le sommeil.

Lorsque le sommeil est léger sur le plan physiologique, la personne est plus facilement réveillée par une vessie pleine. De plus, plusieurs maladies telles que l'arthrite, l'ostéoporose et autres qui causent de la douleur, viennent perturber le sommeil des personnes âgées de manière plus ou moins importante ou régulière.

Au point de vue psychologique, d'autres facteurs influent négativement sur le sommeil :

- **Le stress et l'anxiété**

  Le stress situationnel et l'anxiété résultant des multiples pertes associées au vieillissement, de même que l'incapacité de composer avec les problèmes de la vie courante, rendent souvent les personnes âgées insomniaques. Au moment du coucher, toutes ces préoccupations qui semblent insolubles les empêchent de dormir. Ceci nuit évidemment à la qualité de leur sommeil.

- **L'inquiétude et la peur**

  Beaucoup de personnes âgées qui se sentent relativement bien psychologiquement pendant le jour deviennent soudainement inquiètes, anxieuses, dès que tombe la nuit. Elles ont tout à coup peur de tout : peur de tomber malade, peur de ne pas entendre l'alarme d'incendie, peur de se faire voler, etc. Ces peurs irrépressibles leur causent des insomnies et nuisent à la qualité de leur sommeil.

PIÈGE À ÉVITER
Fausses croyances et manque de motivation

Certaines fausses croyances concernant le sommeil et le vieillissement sont tenaces. En voici trois :

1- Les besoins en sommeil diminuent avec l'âge.

C'est faux, même si l'on observe une légère réduction de la durée totale de sommeil. Toutefois, plusieurs personnes âgées semblent dormir beaucoup moins la nuit, étant donné que les siestes prolongées sont une pratique très répandue à la retraite. Il faut alors tenir compte de la durée des périodes de sommeil diurne et nocturne pour constater que le besoin en sommeil est demeuré relativement stable.

2- Un somnifère peut nous redonner un sommeil de jeune personne.

C'est faux, aucun médicament ne peut vous faire dormir comme lorsque vous étiez dans la vingtaine. Par ailleurs, les aînés ne dorment pas aussi efficacement que les jeunes adultes. Ils ont besoin de passer plus de temps au lit pour une récupération comparable, et une portion de ce temps se passe inévitablement à l'état de veille. Par exemple, une personne de 20 ans qui ne fait pas d'insomnie dort environ 95 % du temps passé au lit. En revanche, une personne de 70 ans qui ne souffre pas d'insomnie dort uniquement près de 80 % de ce temps. Ainsi, le sommeil n'est pas aussi efficace ou aussi profond dans la dernière partie de la vie que pendant la jeunesse.

3- On ne peut remédier à l'insomnie chez les personnes âgées.

C'est faux, des méthodes non pharmacologiques efficaces pour traiter l'insomnie chez les personnes jeunes peuvent aussi aider à corriger ou même à prévenir les difficultés du sommeil chez les aînés. Cependant, il faut être motivé. Or, le manque de motivation est ce qui freine le plus les personnes âgées dans l'amélioration de leur qualité de sommeil. Il ne faut pas se le cacher, un effort est nécessaire pour augmenter la quantité de sommeil profond durant la nuit, ce sommeil qui nous donne l'impression d'être en si bonne forme au réveil.

Voici donc quelques recommandations pour améliorer l'hygiène du sommeil :

- Soyez actif durant la journée, mais évitez l'activité physique intensive (qui vous ferait transpirer) dans les quatre heures qui précèdent le coucher.

- Maintenez vos activités de façon régulière, avec le soutien d'un aidant s'il le faut, ou participez aux activités d'un centre de jour.

- Exposez-vous au soleil si la météo le permet, sinon à la lumière vive durant la journée.

- Évitez les saboteurs du sommeil tels que café, thé, cigarette et alcool durant l'après-midi et en soirée évidemment.

- Diminuez les périodes de sommeil durant la journée, car les petits sommes sur le divan ou la berceuse réduisent les chances d'un bon sommeil nocturne.

- Limitez vos consommations de liquide après 17-18 h. Vous éviterez ainsi de devoir vous réveiller la nuit pour aller uriner.

- Insonorisez votre chambre à coucher pour éviter que le bruit vienne troubler votre sommeil. Si votre partenaire dort bruyamment, faites chambre à part, au besoin.

- Diminuez les sources lumineuses en soirée afin de stimuler les hormones du sommeil et dormez en pleine obscurité afin de maintenir le bon niveau hormonal dans votre organisme pour toute la durée de la nuit.

- Essayez d'abandonner certaines vieilles habitudes qui nuisent à votre endormissement, comme l'écoute de la télévision, à moins que ces habitudes n'agissent à la manière de somnifères en vous changeant les idées et en hâtant votre endormissement.

- Observez des horaires réguliers de lever et de coucher, mais n'allez au lit que lorsque vous avez sommeil.

- Donnez-vous un rituel de sommeil : certaines personnes sont aidées par un bain chaud, d'autres par la pratique d'activités relaxantes, par exemple l'écoute d'une musique douce.

- Évitez à tout prix de prendre un somnifère tous les soirs. Ces médicaments augmentent vos risques de chutes, de fractures de la hanche et de pertes de mémoire.

- Essayez au moins d'alterner en ne prenant un som-nifère qu'une nuit sur deux. Vous dormirez certai-nement moins la première nuit sans somnifère, MAIS la nuit suivante vous dormirez d'autant mieux. Vous serez fatigué et vous prendrez en plus un somnifère. Si vous arrivez à tenir ce rythme pen-dant deux semaines, les nuits sans somnifère devien-dront aussi bonnes que celles où vous en prenez !

En cas de réveil nocturne :

- Sortez de votre lit si vous n'avez pas réussi à vous rendormir après 20 ou 30 minutes de réveil.

- Sortez de la chambre et choisissez une activité endormante, par exemple un livre ennuyeux. Il y en a toujours un qui traîne dans la bibliothèque du salon.

- Retournez au lit uniquement lorsque l'envie de dormir est revenue, pas avant !

- Le lendemain matin, levez-vous à votre heure habi-tuelle, même si la nuit a été mauvaise. Pas de sieste durant la journée, vous dormirez d'autant mieux le soir venu.

STRATÉGIE
Pratiquer une activité physique

Plusieurs considèrent que la détérioration de la condition physique n'est qu'une conséquence du vieillissement. En réalité, il a été démontré que la détérioration de la condition physique est due, en partie, à l'inactivité physique chronique souvent observée chez les personnes vieillissantes. Or, la pratique d'une activité physique adaptée est l'un des meilleurs moyens d'améliorer plusieurs aspects essentiels à la qualité de vie d'une personne âgée, notamment son sommeil.

De fait, la flexibilité et la force musculaire sont indispensables à la mobilité. Elles permettent d'accomplir la majorité des tâches de base de la vie quotidienne. Ainsi, une personne qui s'efforcerait de maintenir ou de développer ces deux composantes de la condition physique pourra demeurer autonome plus longtemps.

La peur de tomber est l'une des raisons invoquées par les personnes de plus de 65 ans pour ne pas faire d'activité physique. Or, il s'avère qu'en plus de favoriser le développement de la flexibilité, de la force et de l'endurance musculaires, l'activité physique procure un meilleur équilibre.

Les risques de blessure due à une chute peuvent donc être prévenus par la pratique régulière d'activités physiques. Il en est de même pour la majorité des problèmes de santé à l'origine des décès ou des incapacités qui touchent les personnes âgées.

De plus, la pratique d'activités physiques agit sur la santé mentale des personnes de 65 ans et plus et permet :

- de préserver certaines facultés cognitives telles que la mémoire et l'attention ;

- de soulager les symptômes de la dépression et de l'anxiété ;

- d'améliorer l'humeur ;

- de faciliter l'intégration sociale, un des aspects importants de la qualité de vie des aînés.

À tous les âges, la pratique régulière et adaptée d'activités physiques permet non seulement d'améliorer la qualité du sommeil, mais aussi d'accroître la longévité et de conserver son autonomie plus longtemps. L'ampleur des bénéfices dépendra de plusieurs facteurs, particulièrement de la condition physique, de l'âge et du type d'activité. Les activités physiques les plus prisées sont la marche, le jardinage, les exercices à domicile, la baignade et la danse, auxquelles viennent maintenant s'ajouter le billard, le bowling, le bridge, le cyclotourisme, les échecs, le golf, la gymnastique douce, la pêche, la pétanque, le tai-chi-chuan, le tir à l'arc et le yoga.

N'attendez pas, ajoutez de la vie à vos années, avec tous les moyens et outils précités, et n'oubliez pas cet adage populaire : « Plus le corps est faible, plus il commande ; plus il est fort, plus il obéit ! »

Troisième partie

IDENTIFIER
LES COMPLICATIONS
DU SOMMEIL

Les spécialistes du sommeil n'en finissent plus de découvrir à quel point le sommeil est essentiel tant pour les fonctions cérébrales que pour l'ensemble du corps. Ainsi, la privation chronique de sommeil peut avoir des conséquences désastreuses sur la santé.

Au cours des prochains chapitres, nous mettrons en lumière les différentes difficultés qui nuisent au sommeil et nous y apporterons des conseils utiles pour savoir comment y réagir, les prévenir ou y remédier, s'il y a lieu.

Toutefois, aucun renseignement fourni dans la prochaine section ne remplace un avis médical. Les lecteurs ne devraient pas se lancer dans l'autodiagnostic.

Par ailleurs, il serait judicieux de tenir un journal de sommeil pendant quelques semaines, si vous décidez de consulter tôt ou tard un professionnel de la santé. Cette démarche vous permettra de décrire le problème avec plus de précision et d'objectivité. De plus, elle aidera le médecin à déceler le type de trouble de sommeil dont vous souffrez.

Dans votre journal, notez par exemple :

– le nombre d'heures de sommeil quotidiennes, tant de jour que de nuit ;

– vos heures de coucher et de lever ;

– les nuits où vous avez eu du mal à vous endormir, où vous vous êtes réveillé souvent pendant la nuit, ou les matins où vous vous êtes réveillé plus tôt que vous l'auriez souhaité ;

– votre délai d'endormissement au coucher ou après vos réveils nocturnes ;

– les nuits pendant lesquelles vous avez ronflé ou avez eu un sommeil agité ;

– les nuits où vous vous êtes réveillé brusquement en suffoquant ou à bout de souffle ;

– vos sensations de fatigue ou de repos durant la journée ;

– le nombre de cigarettes ou de boissons alcoolisées que vous consommez quotidiennement, ainsi que les heures approximatives où vous fumez ou buvez ;

– votre niveau de stress pendant la journée ;

– tout changement dans votre vie ou votre horaire.

Il serait également utile de noter les maladies ou problèmes de santé dont vous souffrez, ainsi que le nom des médicaments que vous prenez. De plus, dressez la liste des questions que vous désirez poser à votre médecin et des renseignements que vous souhaitez obtenir. Il arrive souvent que les gens oublient de poser des questions importantes lors de la consultation. Il peut être judicieux de vous faire accompagner par la personne qui dort près de vous – car c'est elle qui vous voit (et qui vous entend !) dormir. Par ses observations, elle pourrait aider votre médecin à diagnostiquer le problème et, par conséquent, à le traiter.

Voir à la page suivante un exemple de journal de sommeil.

Heures Jours	20h	21h	22h	23h	24h	1h	2h	3h	4h	5h	6h	7h
Heures Jours	20h	21h	22h	23h	24h	1h	2h	3h	4h	5h	6h	7h
9 mars			C↓	zzz	zzz	zzz	zzz	zzz	zzz	zzz	●●	↑
10 mars		C↓	zzz	zzz	zzz	●z	zzz	zzz	●z	●z	zzz	↑

12h	13h	14h	15h	16h	17h	18h	19h	QN	QJ	Commentaires

Légende

C :   heure du coucher

↓ :   extinction des lumières

zzz: je dors

● :   au lit, mais à l'état de veille (période d'insomnie)

↑ :   heure du lever

O :   période de somnolence (à indiquer chaque jour)

zzz :   période de sommeil durant le jour

QN :   qualité de la nuit, à évaluer sur une échelle de 1 (pas reposé) à 10 (très reposé)

QJ :   qualité de la journée selon votre forme : 1 (pas en forme) à 10 (très grande forme)

12h	13h	14h	15h	16h	17h	18h	19h	QN	QJ	Commentaires
		O				zzz		7	4	nuit agitée
	O							3	2	réveils à bout de souffle

Chapitre 15

LES PANNES DE SOMMEIL

Le sommeil apporte bien plus qu'une trêve d'activité. Il régénère l'esprit et le corps, vous permettant de fonctionner de façon optimale le lendemain.

Bon nombre de gens ne se rendent pas compte que le manque de sommeil contribue de façon importante à provoquer des troubles de la santé, notamment la dépression, l'hypertension, l'obésité et l'apparition précoce de certaines maladies.

Un manque de sommeil peut perturber le système immunitaire et donc réduire la capacité de combattre la maladie. De plus, il peut provoquer des problèmes de mémoire et de concentration, se manifestant couramment par une difficulté à trouver ses mots. Ces problèmes ne doivent pas être sous-estimés.

En outre, les pannes de sommeil entraînent de l'irritabilité. Les taux de divorce sont plus élevés chez les gens qui ont des difficultés de sommeil. Ces troubles ont par ailleurs une incidence importante sur le plan économique : perte de productivité, absentéisme au travail, accidents (sur la route et au travail, ou accidents majeurs comme le déversement d'hydrocarbures de l'*Exxon Valdez*) et prise de médicaments (stimulants ou somnifères).

Examinons les circonstances particulières, les états ou les changements hormonaux susceptibles d'altérer la qualité du sommeil.

Les déplacements transméridiens

Lors de la traversée rapide de multiples fuseaux horaires, un éventail de symptômes physiques et psychologiques associés à ce déplacement se produiront. Ils se regroupent sous le terme de « syndrome du décalage horaire ». Les symptômes se traduisent habituellement par de la fatigue, des troubles du sommeil, un manque de concentration et des troubles de l'humeur.

Même si presque tous les voyageurs qui traversent une large plage de fuseaux horaires éprouvent certains symptômes, leur gravité et le temps de récupération varient considérablement d'une personne à l'autre. Les effets du décalage horaire sont généralement plus marqués dans les voyages vers l'est et ils augmentent avec l'âge.

Certains spécialistes rapportent que pour pallier le décalage horaire, l'organisme a besoin d'une journée par fuseau horaire parcouru afin de s'adapter au déphasage de notre horloge interne. Par exemple, si l'on voyage de Montréal à Paris, on franchit six fuseaux horaires ; il faudra donc six jours pour que l'horloge interne se synchronise parfaitement avec le nouvel horaire, même si de nombreuses personnes affirment se sentir mieux au bout d'un jour ou deux.

➢ **Comment réagir ?**

Que font de particulier les personnes qui prennent si peu de temps à s'en remettre ? Voici leurs recommandations pour prévenir et atténuer les effets du décalage horaire.

1- Avant le vol

Bien se reposer et ne pas se priver de sommeil.

2- Pendant le vol

Planifier de longues périodes de détente les yeux fermés. Pour favoriser le repos, porter un bandeau de tissu. Ce repos supplémentaire permettra de diminuer la dette de sommeil à l'arrivée.

Privilégier l'eau plutôt que l'alcool ou toute boisson contenant de la caféine, ces derniers étant des saboteurs de sommeil.

Éviter de manger à bord ou choisir des aliments rapidement digestibles. Une lourdeur à l'estomac altère la qualité du repos.

3- À l'arrivée

Faire une sieste d'environ 30 minutes, puis s'exposer à la lumière du jour le plus longtemps possible. Le soleil étant un puissant synchronisateur biologique, il rétablira votre horloge interne.

Mettre votre montre à l'heure locale et adopter rapidement et joyeusement les habitudes de l'endroit.

Si possible, éviter de planifier des activités telles qu'une réunion d'affaires ou des compétitions sportives moins de 24 heures après l'arrivée.

Faire preuve de sérénité. Le corps s'adapte mieux si l'esprit accepte avec joie les conditions environnantes !

La ménopause

La ménopause est la période qui commence avec la disparition permanente des règles. À ce moment, les ovaires arrêtent de produire les hormones de la reproduction : l'œstrogène et la progestérone. On estime à 51 ans l'âge moyen de la ménopause dans les sociétés occidentales. D'une femme à l'autre, cette étape peut se produire entre 40 et 55 ans.

Chaque femme vit la ménopause de façon différente. Toutefois, la ménopause peut entraîner des symptômes causés par les fluctuations hormonales. Ces symptômes peuvent être à peine perceptibles chez certaines femmes, alors que pour d'autres, ils peuvent gêner le cours de la vie normale.

Parmi ces symptômes, les bouffées de chaleur sont bien connues. L'organisme maintient sa température constante en modifiant l'afflux de sang au niveau de la peau. Les œstrogènes interviennent dans le mécanisme de régulation de la température corporelle. Lorsque la sécrétion d'œstrogènes diminue, ce mécanisme peut être défectueux, ce qui se manifeste par des bouffées de chaleur. La sensation de chaleur est suivie par un épisode de sueur plus ou moins intense, surtout la nuit, et particulièrement au niveau de la tête, du cou et de la poitrine. Cette sudation importante peut également être ressentie aussi aux joues et aux jambes. L'épisode peut durer de 2 à 5 minutes et se terminer par des tremblements et des frissons.

Les bouffées de chaleur, qui surviennent souvent durant le sommeil, causent de fréquentes périodes d'éveil nocturne et de l'insomnie, et peuvent ainsi être très incommodantes. Trois femmes ménopausées sur quatre éprouveront des bouffées de chaleur. Dans la majorité des cas, ces bouffées persisteront pendant plus d'un an et, chez près de la moitié des femmes, jusqu'à 5 ou 10 ans après l'arrêt des règles. Certaines femmes ont même des bouffées de chaleur jusqu'à plus de 70 ans

Cependant, l'insomnie serait le symptôme de ménopause le plus fréquent, le plus sévère et le plus persistant, selon une recherche publiée dans le *Journal of Clinical Nursing**[*] en avril 2008. Les bouffées de chaleur viendraient en deuxième pour ce qui est de l'intensité. De fait, des recherches démontrent que les participantes (suivies pendant 7 ans) rapportaient que les problèmes de sommeil augmentaient à la ménopause, notamment les difficultés d'endormissement et les réveils fréquents pendant la nuit. Par ailleurs, la fréquence des réveils matinaux allait en augmentant à mesure qu'approchait la ménopause et diminuait une fois qu'elle était atteinte. Enfin, les femmes qui rapportaient le plus de bouffées de chaleur étaient également celles qui éprouvaient le plus de difficultés à dormir.

> ## Comment réagir ?

Qu'est-ce qui fait que certaines femmes composent mieux avec la ménopause que d'autres ? Que certaines connaissent peu les chaleurs, alors que d'autres sont aux prises avec des montagnes russes hormonales ? C'est une question de résilience, selon certaines recherches. Les résultats démontrent que les femmes qui composent bien avec les adversités de la vie et les défis (en utilisant certaines stratégies et techniques) gèrent bien les défis de la ménopause. Les femmes en recherche d'outils pour mieux vivre la ménopause réfléchissent, explorent activement les traitements hormonaux, les médecines complémentaires, de même que les approches philosophiques afin de parvenir à une meilleure qualité de vie.

---

[*] *Journal of Clinical Nursing*, volume 17, n° 7, p. 940 à 948.

Plusieurs conseils simples peuvent contribuer à diminuer les bouffées de chaleur de la ménopause. Tout d'abord, il est recommandé de porter des vêtements légers, en plusieurs couches, de façon à pouvoir en enlever quelques-unes lorsque les bouffées surviennent. D'autre part, il faut éviter les boissons chaudes et diminuer la caféine et la cigarette. Une consommation excessive de caféine et de cigarettes peut sans aucun doute donner lieu à des bouffées de chaleur et à des troubles du sommeil par surcroît. De plus, l'alcool et la ménopause ne forment pas toujours une combinaison heureuse. La consommation de boissons alcoolisées peut en réalité aggraver les bouffées de chaleur et, encore une fois, les troubles du sommeil. Il convient de dormir dans une pièce bien aérée, tranquille et climatisée, si possible, et de réduire les sources de stress. De plus, différentes techniques de relaxation peuvent avoir un effet bénéfique (voir celles suggérées au chapitre 5). Enfin, une bonne alimentation est essentielle. Manger régulièrement, par exemple, de 5 à 10 portions de fruits et de légumes par jour, des aliments faibles en gras saturés, faibles en gras *trans* et élevés en fibres alimentaires. Également, il est recommandé de boire une bonne quantité d'eau, au moins de 6 à 8 verres par jour.

La pratique régulière d'activités physiques contribue aussi à diminuer les épisodes de bouffées de chaleur de la ménopause. Il est donc recommandé à toutes les femmes de faire de l'exercice régulièrement, au moins 30 minutes tous les jours, si possible. En plus de diminuer la fréquence des bouffées de chaleur et leur intensité, l'exercice contribue à réduire l'augmentation de poids (de 2 à 4 kg) entraînée par le ralentissement du métabolisme pendant la ménopause.

De nombreuses questions ont été soulevées durant les dernières années au sujet des bienfaits ou des risques associés à la prise d'hormones. En effet, l'hormonothérapie a fait l'objet de beaucoup de discussions dans les médias. Même si la Société des obstétriciens et des gynécologues du Canada (SOGC) conclut que l'hormonothérapie demeure la meilleure option pour traiter les symptômes de la ménopause, son utilisation doit être individualisée et ses risques évalués sur une base personnelle. Les symptômes de la ménopause, leur sévérité ainsi que leur impact sur la qualité de vie de la personne détermineront l'approche à suivre. D'ailleurs, on suggère aux femmes ayant des symptômes légers ou modérés de tenter d'abord un traitement non pharmacologique avec des produits naturels. Cependant, il faut savoir que certains produits naturels sont contre-indiqués s'ils sont pris avec certains médicaments. Il est donc conseillé de discuter avec votre pharmacien avant de commencer toute thérapie naturelle. Enfin, tout comme l'hormonothérapie, il faut attendre au moins quatre semaines avant de pouvoir en évaluer les bénéfices.

L'andropause

Jusqu'à tout récemment, lorsqu'on parlait d'andropause, c'était pour en nier l'existence. Pourtant, l'andropause est une affection médicale reconnue par les médecins, la Canadian et la International Society for the Study of the Aging Male (CSSAM/ISSAM), la Société canadienne d'endocrinologie et métabolisme (SCEM), l'Organisation mondiale de la santé (OMS), ainsi que par la majorité des Canadiens et des Canadiennes.

L'andropause se définit comme un ensemble de symptômes cliniques de vieillissement apparaissant autour de la cinquantaine, associés à une baisse appréciable du niveau de la testostérone, le tout additionné de symptômes tels que fatigue, faible niveau d'énergie, mauvaise concentration, irritabilité et baisse d'intérêt pour le sexe.

Au regard de ces symptômes, on pourrait conclure que les hommes et les femmes sont assez semblables, au moins dans ce domaine. Mais il existe des différences clés entre la ménopause et l'andropause. Tout d'abord, la ménopause signifie littéralement la fin des menstruations, alors qu'il n'existe pas d'indice clinique caractérisant l'homme « andropausé ». Deuxièmement, la chute des taux d'hormones est beaucoup plus rapide chez les femmes. La ménopause s'installe sur une période relativement courte, alors que chez les hommes, la testostérone diminue graduellement au long des décennies. Enfin, même si les symptômes de la ménopause varient d'une femme à l'autre, toutes verront la fin de leurs menstruations. Par contraste, bien que tous les hommes connaissent une baisse de leur production de testostérone, ils ne subissent pas tous une baisse suffisamment marquée pour qu'elle se traduise par des symptômes physiques.

L'andropause débute vers 40 ans, puis continue à se manifester au cours des années suivantes. Leur qualité de vie en étant amoindrie, les hommes de plus de 50 ans consultent de plus en plus fréquemment leur médecin, se plaignant de ne plus être l'homme qu'ils étaient. On estime que 30 % des quinquagénaires et jusqu'à 50 % des plus de 65 ans en sont touchés.

La mesure de la testostérone utilisable, appelée testostérone biodisponible, est celle qui est actuellement recommandée pour évaluer l'andropause, car elle reflète de façon précise le niveau hormonal mâle. Cependant, la série de questions qui suit, préparée par le Dr Morley de l'Université de Saint-Louis au Missouri, donne un portrait rapide de la situation. Il s'agit du test ADAM (Androgen Deficiency in Aging Men), qui est un outil servant à dépister les symptômes d'une baisse de testostérone chez les hommes âgés de plus de 40 ans.

- Éprouvez-vous une baisse de libido (désir sexuel) ?

- Éprouvez-vous un manque d'énergie ?

- Éprouvez-vous une diminution de force ou d'endurance ?

- Votre taille a-t-elle diminué ?

- Avez-vous noté une diminution de votre joie de vivre ?

- Êtes-vous triste ou maussade ?

- Vos érections sont-elles moins fortes ?

- Avez-vous noté une altération récente de vos capacités sportives ?

- Vous endormez-vous après le dîner ?

- Votre rendement professionnel s'est-il récemment dégradé ?

Le Dr Jean Drouin[*], du Centre hospitalier universitaire de Québec, estime qu'une réponse affirmative à la première question ainsi qu'à au moins une autre des questions suivantes, ou encore une réponse négative à la première question et affirmative à au moins trois autres des questions suivantes, indique que le sujet aurait intérêt à faire évaluer son niveau de testostérone.

> **Comment réagir ?**

Après une évaluation biologique et psychologique, si le diagnostic d'andropause est posé, la thérapie de substitution hormonale, disponible sous plusieurs formes, a montré qu'elle pouvait accroître le niveau d'énergie, augmenter la masse musculaire, la densité osseuse et le désir sexuel, et qu'elle pouvait évidemment réduire les symptômes dont souffrent les hommes ayant un déficit de testostérone.

---

[*] Il est aussi l'auteur du livre à succès *Guérir sa vie - Les six clés essentielles pour gérer sa santé*, paru en 2006 aux Éditions Le Dauphin blanc.

Les suppléments de testostérone existent sous plusieurs formes, notamment en gels, en injections, en timbres (patches) et en pilules. Les hommes qui désirent maintenir un mode de vie actif trouveront plus facile d'adopter le timbre, parce qu'il est collé une fois par jour pour 24 heures et permet de faire de l'exercice, de nager, de prendre un bain ou une douche comme d'habitude.

Bien que les gels soient également populaires, ils sont d'un usage plus contraignant. Le gel s'applique sur la peau lavée et sèche de l'épaule, du bras ou de l'abdomen et il met plusieurs minutes à sécher. De plus, il faut alors attendre 5 ou 6 heures avant de se laver ou de nager.

La testostérone est aussi offerte en capsules à prendre au moment d'un repas.

Certains médecins prescrivent la testostérone en injection intramusculaire, ce qui peut être douloureux. De plus, le patient doit alors se rendre au bureau du médecin à toutes les 3 ou 4 semaines, ce qui représente une contrainte.

Les fonctions prostatique et hépatique, de même que le risque de cancer, doivent être suivis et évalués tout au long d'un traitement hormonal. Par ailleurs, parmi les effets secondaires de la thérapie de substitution de la testostérone, on peut citer l'acné, le grossissement de la prostate, les problèmes de sommeil, une production accrue de globules sanguins et d'autres effets, selon le mode de thérapie choisi.

Les hommes atteints d'un cancer de la prostate ou du sein, ou souffrant d'allergie à la testostérone ou à l'un des ingrédients du médicament, doivent s'abstenir de toute thérapie de substitution. Discutez avec votre médecin pour savoir si une thérapie de substitution de la testostérone est indiquée dans votre cas et si oui, laquelle.

Nous savons par ailleurs que certains facteurs entraînent une réduction du niveau de la testostérone, notamment le surpoids, le stress psychologique ou physique et la consommation excessive d'alcool ou de drogues. Il va de soi qu'un mode de vie sain (bonne alimentation et hydratation, exercices réguliers, sommeil récupérateur) réduit les risques de baisse hormonale.

Pour en connaître davantage sur l'andropause, procurez-vous le livre de Mme Lucette Proulx-Sammut, rédigé dans un langage simple et accessible : *L'andropause mieux comprise, mieux vécue.* S'informer, c'est se donner le pouvoir d'agir.

Les mois d'automne et d'hiver

Chez certains individus, un épisode de dépression survient à l'automne ou au début de l'hiver et dure jusqu'au printemps. On l'appelle la dépression saisonnière. Elle doit être distinguée du « coup de blues » de l'hiver que la plupart d'entre nous ressentons de temps en temps. Dans ce cas, les symptômes dépressifs légers que nous présentons parfois ne nous empêchent pas de continuer à assumer nos activités quotidiennes. Par contre, les victimes de la dépression saisonnière sont très handicapées dans la vie courante, le travail et les relations sociales.

Les symptômes de la dépression saisonnière sont la tristesse permanente, la perte d'intérêt pour quoi que ce soit, l'irritabilité, les troubles du sommeil, la perte ou le gain de poids. Environ 15 % à 25 % de la population ressentirait ces symptômes à un degré variable pendant les mois d'automne et d'hiver. Les femmes en sont 3 ou 4 fois plus touchées que les hommes.

La cause exacte de la dépression saisonnière n'est pas connue, mais la diminution de l'intensité et de la durée de la lumière solaire en automne et en hiver semblent jouer un rôle prépondérant. On pose un diagnostic de dépression saisonnière lorsque les symptômes se sont manifestés au moins deux hivers consécutifs avec guérison complète à l'été.

> ### ➢ Comment réagir ?

L'idéal est de faire une marche quotidienne de 30 minutes à la lumière du jour, de préférence le matin. Cette pratique permet de bénéficier à la fois de la lumière et de l'activité physique, qui ont toutes deux un effet antidépresseur.

Cependant, il existe une thérapie spécifique pour la dépression saisonnière : la luminothérapie, aussi appelée photothérapie. Elle consiste en des séances d'exposition à une lumière blanche intense, pendant une demi-heure à une heure, qui permettent de compenser la diminution de la lumière naturelle pendant la période hivernale. Lorsque cette lampe est orientée vers votre champ visuel à une distance de 50 cm, vous recevez environ 10 000 lux de lumière. En comparaison, lorsque vous vous trouvez sur une plage, lors d'une belle journée d'été ensoleillée, vos yeux captent environ 100 000 lux de lumière. Or, au bureau, dans un environnement bien éclairé, vous ne recevrez qu'entre 500 et 700 lux de lumière et seulement 300 lux à la maison.

Selon des chercheurs canadiens, la luminothérapie serait aussi efficace qu'un antidépresseur pour le traitement de la dépression saisonnière. La recherche[*] a comparé le Prozac (antidépresseur) avec la luminothérapie dans quatre villes canadiennes pendant trois hivers. Le traitement de luminothérapie a consisté pour les sujets à s'exposer quotidiennement à une lumière de 10 000 lux pendant 30 minutes.

---

[*] Source : *American Journal of Psychiatry*, mai 2006.

Les deux formes de traitement ont donné des résultats positifs en améliorant la condition de 67 % des participants. La luminothérapie présentait cependant des avantages. Elle donnait des résultats plus rapidement, ayant un effet marqué après une semaine, et amenait moins d'effets secondaires tels que l'agitation, les perturbations du sommeil et les palpitations.

Les difficultés à dormir ou à rester endormi

Beaucoup de gens sont touchés par une forme ou une autre d'insomnie, aucune d'elles n'étant définie comme une maladie. La forme classique de l'insomnie se caractérise par le fait d'être au lit sans pouvoir s'endormir (délai d'endormissement anormalement long). Elle se traduit également par des réveils pendant la nuit avec impossibilité de retrouver le sommeil, ou encore par des réveils trop matinaux.

Il n'y a pas de portrait type de l'insomniaque. On le rencontre dans toutes les classes sociales et tous les groupes d'âge, sans distinction de sexe. En fait, tout le monde souffre d'insomnie au moins une fois dans sa vie.

De très nombreux facteurs peuvent provoquer l'insomnie : nos humeurs, la maladie, la fatigue, les soucis, le stress... Ses causes sont aussi multiples que le nombre de personnes atteintes. Parfois, son traitement est fort simple. Il arrive souvent que l'insomnie disparaisse d'elle-même lorsque la cause a été décelée et que l'on a apporté les changements appropriés. L'important, c'est d'en cerner la cause et d'intervenir directement sur celle-ci.

➤ Comment réagir ?

Les somnifères sont parfois utiles mais, paradoxalement, ils peuvent également aggraver l'insomnie. Ils n'apportent qu'un soulagement temporaire et ne guérissent rien.

De fait, ils modifient les habitudes normales de sommeil et rendent somnolent et étourdi le lendemain matin. De plus, les somnifères perdent de leur efficacité avec le temps ; il faut donc augmenter les doses. C'est pourquoi l'on doit éviter de prendre des somnifères pendant de longues périodes. Leur utilisation ne devrait pas dépasser quelques semaines. Par ailleurs, pris régulièrement, ils entraînent une accoutumance et une insomnie de rebond. Cette forme d'insomnie survient lorsqu'une personne cesse de prendre des somnifères. Donc, au lieu de traiter l'insomnie, les somnifères peuvent en devenir la cause. Quant aux médicaments achetés en vente libre, ils sont le plus souvent inefficaces.

Dormir est avant tout une question d'abandon. Quand on s'endort, deux choses se produisent : d'une part, le centre de l'éveil est prêt à laisser les commandes et, d'autre part, celui du sommeil est prêt à prendre la relève. Les insomniaques, eux, ont de la difficulté à s'y résoudre. C'est cet état d'abandon qui doit réapparaître.

Voici des trucs simples à expérimenter :

– N'essayez pas de vous forcer à dormir. Plus vous faites d'efforts, plus il peut être difficile de vous endormir. Fermez tout simplement les yeux et faites croire à votre mental que ce n'est pas le temps de dormir, tout comme lorsque vous étiez à l'église, enfant, et qu'il ne fallait pas rire... C'était suffisant pour vous faire pouffer de rire. Il en est de même avec le sommeil.

– Tournez le réveil de façon à ne pas voir l'heure. Lorsqu'on surveille l'heure, le mental s'affole à la pensée de manquer de sommeil et d'être fatigué au lever.

– Il peut être frustrant d'être couché tout en étant incapable de s'endormir. Si vous êtes encore réveillé après 30 minutes, levez-vous et allez dans une autre pièce. Détendez-vous dans un fauteuil pendant 20 minutes environ en faisant une activité relaxante (lecture d'un livre agréable ou écoute de musique douce). Dès qu'un bâillement apparaît, retournez dans votre lit.

– Respirez de façon consciente en gonflant l'abdomen. C'est généralement un signal qui indique au cerveau que la détente est en place pour accueillir l'endormissement.

– Chantez un mantra intérieurement, c'est-à-dire un son que le cerveau ne reconnaît pas, comme Aum ou encore HU (se prononce iououou). Le but est de faire taire le mental. La vigilance ainsi diminuée, le centre du sommeil peut alors s'activer.

Le manque de sommeil sur une longue période

La dette de sommeil est une notion qui conceptualise l'effet cumulé du manque de sommeil. Une grande dette de sommeil, par exemple, suggère qu'une personne est mentalement et physiquement très fatiguée à cause d'un sommeil insuffisant. La première conséquence d'une dette de sommeil est le risque d'accident dû à la somnolence excessive.

Les signes et les symptômes de la dette de sommeil comprennent :

- lassitude ;
- somnolence, notamment s'endormir involontairement (micro-siestes) ;
- irritabilité ;

- dépression ;

- étourdissements ;

- perte d'appétit et troubles digestifs ;

- prédisposition accrue aux maladies.

Même si la fatigue et la somnolence se mesurent difficilement, des études rapportent les effets suivants en milieu
de travail :

- réduction de la capacité de prendre des décisions ;

- réduction de la capacité de mener des activités de
  planification complexes ;

- réduction de la capacité de communiquer ;

- baisse de la productivité ou du rendement ;

- baisse du niveau d'attention et de vigilance ;

- réduction de la capacité de gérer son stress au travail ;

- réduction du délai de réaction, tant physique que
  mentale (selon certaines études, l'effet serait semblable à l'état d'ébriété défini par la loi) ;

- perte de mémoire ou réduction de la capacité de se
  rappeler des détails ;

- omission de tenir compte des changements dans
  l'environnement ou dans l'information fournie ;

- incapacité de rester éveillé (lors de l'utilisation de
  machines ou au volant d'un véhicule) ;

- tendance accrue à prendre des risques ;

- augmentation des erreurs de jugement ;

- augmentation des absences pour des raisons de
  maladie ;

- augmentation des taux d'accident.

➤ Comment réagir ?

La privation de sommeil, même au cours d'une seule nuit, entraîne une dette de sommeil qui s'accroît jusqu'à ce qu'un sommeil suffisant soit obtenu. La somnolence excessive apparaît lorsque la dette de sommeil s'accumule. Aucun autre moyen que le sommeil ne peut annuler cette dette et rétablir une vigilance normale. Dans la vie de tous les jours, de nombreuses personnes manquent de sommeil pendant leur semaine de travail.

Trois moyens permettent de récupérer le plus tôt possible la dette de sommeil.

1- Durant les jours de travail, il suffit d'aller au lit plus tôt qu'à l'habitude et d'éviter de manger lourdement en soirée.

2- Durant les jours de congé ou la fin de semaine, on fait l'inverse. On va au lit à l'heure habituelle, mais le lever du lendemain est plus tardif, puisqu'il n'est pas nécessaire de se rendre au travail.

3- Sur semaine ou en fin de semaine, une sieste de 20 minutes remplace un cycle de 90 minutes de sommeil nocturne perdu. Ce type de sieste ne perturbe en rien le sommeil de nuit. En revanche, on ne peut la conseiller aux personnes qui ont du mal à s'endormir le soir. La meilleure plage horaire pour faire la sieste est comprise entre 13 h et 15 h : elle correspond à la période de notre rythme circadien où la vigilance et l'activité intellectuelle chutent naturellement. Encore faut-il pouvoir s'y adonner pendant cette période !

Toutefois, ces périodes de repos destinées à remédier à une dette de sommeil peuvent s'avérer insuffisantes chez certains et alors la somnolence excessive s'installe ou perdure.

Un autre moyen de récupérer est de pratiquer cette cure de repos pendant les vacances ou le congé de Noël. Notez qu'elle n'a rien à voir avec la cure thérapeutique induite par des médicaments et consistant à endormir le patient durant plusieurs jours sans réveil. Le médecin a alors recours à des hypnotiques divers et à des tranquillisants.

La cure de repos dont il est question ici est naturelle. Sa formule est simple et n'exige aucune supervision médicale. Elle consiste à s'accorder une période de sommeil prolongée que l'on choisit de faire chez soi ou dans un lieu propice à la détente, par exemple dans un lieu de retraite ou un chalet. La règle d'or est le silence !

Il suffit de déterminer notre besoin en sommeil et d'y ajouter 50 % de plus en temps. Ainsi, un dormeur moyen de 8 heures ajoutera 4 heures de plus à ses heures de sommeil pour un total de 12 heures. Un petit dormeur de 6 heures augmentera de 3 heures la durée de son sommeil, pour un total de 9 heures, et ainsi de suite. Évidemment, le couche-tôt préférera commencer sa cure en se couchant tôt et en se levant à la même heure le matin, tandis que le lève-tard se couchera à la même heure tardive et se lèvera beaucoup plus tard le lendemain matin.

Que ces heures passées au lit soient entièrement dormies ou non, peu importe, le but est de rester allongé en silence et sans rien faire le nombre d'heures requis, et ce, même si le sommeil est fragmenté par de nombreux éveils. Toutefois, si vous êtes en dette de sommeil majeure ou malade (grippe), soyez assuré que vous dormirez d'un seul trait. La cure de repos se pratique préférablement sur une période de 3 à 7 jours selon vos disponibilités et vos besoins en sommeil, une ou deux fois par année. Une fois la dette de sommeil « remboursée », vous vous sentirez en forme comme vous ne l'avez jamais été ! L'expérimenter, c'est l'adopter !

L'anxiété de performance

L'anxiété de performance est une des plus importantes causes de l'insomnie. Ce type d'anxiété survient lorsqu'un désir intense de contrôler ou de réussir quelque chose échoue et diminue la performance. Tel est le cas, par exemple, lorsque vous tentez à tout prix de maîtriser votre sommeil, par crainte des séquelles possibles le jour suivant. Vous ne faites alors qu'ajouter de la pression et, par le fait même, en contre-réaction, vous restez éveillé plus longtemps encore. Vous ne pouvez tout simplement pas forcer le sommeil.

À l'Hôpital du Sacré-Cœur de Montréal, j'ai participé récemment à une étude clinique portant sur la caféine, le sommeil et la vigilance au milieu de l'âge adulte (je suis passionnée par le sujet !). Avant d'être acceptée pour l'étude, je devais me soumettre à des examens de dépistage. L'un d'eux consistait à passer une nuit de sommeil au laboratoire du sommeil de l'hôpital, afin de vérifier l'absence de troubles particuliers du sommeil (par exemple, difficulté respiratoire, mouvements involontaires pendant le sommeil, etc.). Ayant un sommeil de grande qualité (endormissement rapide, sommeil continu et réveil au matin en pleine forme !), je me suis dit que ce serait du bonbon !

Je suis donc arrivée à l'hôpital à 19 h. On m'a fixé cinq électrodes* sur la tête, cinq au visage, deux sur chacune des oreilles, une sur chaque épaule, une sur le ventre, deux

---

* Conducteur électrique en cuivre appliqué sur la peau pour recueillir les courants qui sont produits par l'organisme.

sur chaque jambe et une canule dans le nez. J'ai par la suite répondu sur un ordinateur à des questionnaires chronométrés évaluant ma vigilance, de même que mon humeur, ma personnalité et mon niveau de bien-être. Je me suis également soumise à un test servant à mesurer l'amplitude de mes ondes cérébrales. L'épreuve consistait à garder les yeux alternativement fermés et ouverts en fixant un point durant 5 minutes.

Jusque-là, c'était plutôt amusant ! J'avais déjà participé à une autre étude en laboratoire du sommeil (portant sur les rêves) quelques années auparavant. Étant donné que cette fois-ci je me retrouvais avec moins d'électrodes que la dernière fois et que j'avais réussi à très bien dormir, j'étais assurée d'avoir un excellent sommeil pour la nuit qui venait ! Avant le coucher, j'ai lu un roman. Je me sentais tout simplement en vacances.

À 23 h 30 (mon heure habituelle de coucher), je me suis mise au lit avec mon attirail de fils électriques. Le calvaire a alors commencé. Moi qui m'endors habituellement en moins de 15 minutes, j'ai eu l'impression de prendre plus d'une heure à m'endormir. J'ai même entendu le fonctionnement du four à micro-ondes et les « bips » annonçant que le repas du technicien était chaud. Je me suis réveillée à au moins quatre reprises. Les électrodes fixées à mes oreilles me faisaient mal lorsque j'étais couchée sur le côté et j'ai donc mis chaque fois plus de 20 minutes à me rendormir. Enfin, je me suis réveillée dès 5 h, alors qu'on m'autorisait à me lever seulement à mon heure habituelle de réveil, soit 6 h 30. Je suis donc restée au lit passive, les yeux fermés, attendant qu'on vienne me lever et réalisant très bien qu'en voulant performer, en voulant démontrer que j'avais un excellent sommeil, j'avais tout simplement gâché ma nuit. Allais-je pouvoir être acceptée pour l'étude ?

À 6 h 30, lorsque la technicienne chargée d'observer[*] mon sommeil durant la nuit est venue à ma chambre, je lui ai dit que je ne dormais plus depuis belle lurette. Elle m'a répondu que mon tracé électroencéphalographique démontrait pourtant bien clairement que j'avais dormi ! Elle m'a aussi affirmé que j'avais eu du sommeil profond et que j'avais également rêvé, ce dont je n'avais aucun souvenir ! Au moment de mon réveil, j'étais en stade II, en sommeil léger, mais tout de même en sommeil, me confirma-t-elle à nouveau ! J'étais renversée ! Alors que j'avais l'impression d'avoir eu moins de 5 heures de sommeil, elle m'affirmait que mon cerveau et mon corps, eux, en avaient eu 7 ! La morale de cette histoire est que, possiblement, de nombreuses personnes qui souffrent d'anxiété de performance (par rapport au sommeil), ou qui se déclarent insomniaques, dorment vraisemblablement plus qu'elles ne le croient.

J'ai finalement été admise à participer à l'étude et je devrai donc dormir deux nuits supplémentaires au laboratoire. À chacun de ces deux séjours, on me fera prendre soit de la caféine (en comprimés), soit un placebo. Histoire à suivre...

➢ **Comment réagir ?**

Il existe des moyens de surmonter l'anxiété de performance, par exemple :

- Vingt minutes après le coucher, si on n'a pas trouvé le sommeil, il est préférable de se relever et de ne revenir au lit qu'une fois atteint par la somnolence.

- Évitez d'entretenir des attentes indues ou du stress d'anticipation à l'égard de votre sommeil (délai d'endormissement, réveil nocturne, etc.). Ainsi, se

---

[*] Elle pouvait me voir, m'entendre et observer l'activité électrique de mon cerveau, indicatrice de mon état de conscience.

coucher à 21 h pour être certain de dormir à 23 h
n'est pas une solution durable. Il est recommandé
de ne rester au lit que pendant le nombre d'heures
dormies, afin d'éviter d'associer le lit à l'insomnie.

- Utilisez des méthodes de relaxation afin de décro-
cher. Ces méthodes vous aideront à éliminer la
pression et les appréhensions suscitées par l'obses-
sion du lendemain.

- Enfin, combattez les fausses croyances, comme celle
voulant qu'on doive nécessairement dormir pendant
8 heures pour être en bonne forme.

Chapitre 16

LES PARASOMNIES

Les troubles du sommeil, aussi appelés parasomnies, sont caractérisés par des comportements anormaux ou des phénomènes physiologiques survenant au cours de stades précis du sommeil ou de transitions veille-sommeil.

Les parasomnies sont des anomalies du sommeil fréquentes chez les adultes et, à de rares exceptions près, sans conséquences. Nous nous pencherons ici sur les plus connues, dont la somniloquie, le bruxisme, les cauchemars, les terreurs nocturnes, la paralysie du sommeil, les troubles de l'atonie musculaire, le somnambulisme, le ronflement et, enfin, la plus spectaculaire : la sexsomnie.

Généralement, les troubles du sommeil peuvent facilement êtres diagnostiqués et traités avec efficacité. Cependant, certains, sans gravité, ne nécessitent pas vraiment d'intervention. Ainsi, pour chacun des troubles du sommeil précités, vous trouverez une liste de signes qui leur sont propres, de même que des indications pour les surmonter.

La somniloquie

Votre partenaire parle-t-il durant son sommeil ? Ce phénomène inoffensif, sans conséquence et presque universel, se nomme la somniloquie. La grande majorité des adultes et surtout des enfants parlent en dormant. Que ce soit en sommeil lent ou en sommeil paradoxal, la faculté d'énoncer quelques mots ou un fragment d'idée, tel que : « Viens ici... J'ai dit non... Fais pas ça... », demeure possible. Ces paroles s'accompagnent fréquemment d'une émotion, par exemple la peur, la colère, la joie ou le soulagement. Ces moments de verbalisation coïncident souvent avec un mouvement du dormeur qui replace sa couverture ou son oreiller.

Lorsque le dormeur prononce un ou quelques mots inintelligibles, nous pouvons penser qu'il se trouve en sommeil lent. En sommeil paradoxal, si le dormeur se met à parler, ses paroles sont généralement en rapport avec ce qu'il voit en rêve. Le partenaire présent peut alors converser avec le rêveur et obtenir des réponses intelligentes à ses questions, mais il ne doit pas s'attendre à pouvoir lui faire révéler les secrets enfouis dans son esprit. La conversation se rapportera surtout aux événements des journées précédentes.

➢ **Comment réagir ?**

La somniloquie est un phénomène normal qui ne requiert aucune action.

Le bruxisme nocturne

Le bruxisme nocturne est communément appelé le grincement de dents. L'adulte endormi frotte ses dents du bas sur celles d'en haut en contractant les muscles de sa mâchoire. Le bruit impressionnant et désagréable produit par cette friction ne réveille pas le dormeur. Le bruxisme peut avoir lieu pendant chacun des stades du sommeil, incluant le sommeil de rêve. Il peut se produire fréquemment au cours de la même nuit, durer environ quelques secondes et être d'une forte intensité.

Les enfants souffrent davantage de ce problème, mais de moins en moins avec l'âge. Le bruxisme peut réapparaître chez l'adulte en période de stress ou d'anxiété. À long terme, le frottement des dents en entraîne l'usure et la contraction nocturne des muscles de la mâchoire fait naître des douleurs à cet endroit durant la journée, en plus de certains maux de tête.

➢ **Comment réagir ?**

Pour remédier à la situation, il faut consulter un dentiste, qui pourra prescrire une plaque occlusive. Cet appareil buccal qui se porte la nuit empêche le contact entre les dents. Le bruit disparaît donc et les dents sont protégées de l'usure. Toutefois, cet appareil ne prévient pas la contraction de la mâchoire. Ici, le dormeur doit apprendre à gérer son stress.

Les cauchemars

Les cauchemars sont des rêves effrayants, provoquant un réveil brutal au cours duquel la personne est très troublée. À la fois vivants et précis, les cauchemars présentent généralement un scénario compliqué et surtout très angoissant. Durant son déroulement, le rêveur vit réellement le scénario en cours. Les fonctions respiratoire et cardiaque réagissent comme si ce dernier était soumis à des événements et à des émotions réels, mais, le corps étant endormi, les mouvements ne suivent pas. Tout au plus des mots peuvent-ils s'échapper ou des bribes de phrases incompréhensibles. La peur a le plus souvent pour cause des sujets de crainte courants : poursuites, agressions, menaces, mort, abandon...

Plusieurs facteurs peuvent provoquer des cauchemars. Le cauchemar peut survenir en réponse à des conditions physiologiques (mauvaise digestion, problèmes de santé, prise de certains médicaments, ou encore sevrages particulièrement difficiles) ou émotives difficiles (émotion réprimée ou situation conflictuelle ignorée, etc.). Le cauchemar peut aussi mettre en évidence une lacune particulière dans l'attitude du rêveur à l'égard de sa vie (insatisfaction professionnelle, amoureuse ou personnelle non gérée). Il est possible également qu'un tel rêve soit une mise en garde, un avertissement ou une préparation en vue d'un événement important à venir (perte d'emploi, divorce, maladie). Par ailleurs, un traumatisme physique ou émotionnel, à lui seul, peut engendrer des épisodes cauchemardesques s'échelonnant sur une longue période.

> **Comment réagir** ?

Qu'il s'agisse d'un cauchemar isolé ou d'épisodes répétitifs, il faut s'en libérer ! Le meilleur moyen n'est pas de le garder pour soi ou de tenter de l'oublier, mais bien d'en comprendre la cause et surtout de lui donner un sens. On découvre alors combien l'analyse des cauchemars peut être féconde et gratifiante, car ils contiennent d'innombrables informations sur soi-même, ses émotions, ses blocages. Ils révèlent aussi un fantastique potentiel de créativité et sont chargés d'incitations à changer notre comportement ou certaines de nos attitudes.

Enfin, je vous invite à consulter mon site Web à l'adresse www.brigittelangevin.com, où vous pourrez bénéficier d'aide pour la compréhension de ces rêves troublants. De plus, vous pourrez vous y procurer le livre *S.O.S. Cauchemars*, truffé d'exemples concrets. Cet ouvrage fournit des outils pour réapprivoiser son sommeil en faisant moins de mauvais rêves et surtout des rêves moins traumatisants.

La paralysie du sommeil et l'éveil prématuré

Durant le sommeil et uniquement pendant le déroulement du rêve (en sommeil paradoxal), le corps est en état

196

d'atonie musculaire. Cette atonie est causée par la libération d'un neurotransmetteur, la glycine, qui provoque l'inhibition des neurones moteurs. On se retrouve alors paralysé, tout comme on le serait si on devenait quadraplégique. Ces deux formes de paralysie sont ressenties de la même façon dans le corps, mais celle survenant pendant le sommeil de rêves est normale et prend fin dès la fin du rêve ou au moment du réveil. Ce phénomène permet au rêveur d'expérimenter son rêve et de le vivre avec intensité, sans toutefois produire les gestes connexes qui pourraient perturber son sommeil et celui de l'entourage.

Cependant, dans le processus du sommeil, une erreur de parcours peut se produire et le rêveur s'éveille alors avant que la paralysie du sommeil se soit estompée. Un état de panique s'installe donc instantanément. Imaginez-vous un seul instant, éveillé, étendu dans votre lit et incapable de bouger. Pour en rajouter, votre cerveau vous envoie une scène cauchemardesque dans laquelle vous voyez ou vous entendez, par exemple, un brigand s'introduire dans votre maison et s'approchant de votre chambre. La terreur ressentie par le dormeur est énorme et provoque presque toujours un choc brutal.

Par ailleurs, certaines personnes peuvent s'éveiller complètement avant la dissipation de l'atonie, sans qu'un rêve ou un cauchemar soit en cause. Toutefois, elles ont généralement l'impression qu'elles vont mourir et redoutent que ce phénomène angoissant se répète.

Une autre variante de la paralysie du sommeil peut se produire également au moment de l'endormissement, lorsque des images extravagantes et bizarres, semblables à des cauchemars, accompagnent l'incapacité totale de bouger. La personne est éveillée et consciente, mais ne peut parler ni bouger.

> **Comment réagir ?**

Que ce soit au réveil ou à l'endormissement, ce phénomène d'éveil pendant l'atonie musculaire est peu fréquent. Toutefois, un fort pourcentage de la population adulte a vécu, une fois dans sa vie, une situation aussi bouleversante. De courte durée, pouvant s'échelonner sur 1 à 4 minutes, cette paralysie semble interminable à celui qui la vit. Un petit truc pour vous tirer de cet état : forcez-vous à battre des paupières ou à bouger les orteils et les doigts. Ce sera suffisant pour diminuer l'atonie en activant progressivement les autres muscles du corps. De plus, si vous ne paniquez pas, les scénarios épouvantables auront moins de chances de se manifester.

Le trouble de l'atonie musculaire et le rêve agi (*acting out*)

Il arrive qu'un rêveur « agresse » son voisin de lit. Lorsqu'on réveille « l'attaquant », il raconte qu'il se trouvait en pleine action dans un cauchemar, essayant de protéger par exemple ses enfants ou son partenaire d'un danger imminent. Ces rêves comportent toujours une part de violence et il existe une concordance entre le rêve de la personne et ses actes. C'est ce qu'on appelle un rêve agi (ou *acting out* en anglais). Ce phénomène est un autre trouble mineur de sommeil où l'atonie musculaire est perturbée, touchant majoritairement les hommes de plus de 50 ans. En effet, pendant son cauchemar, le rêveur est en activité, ce qui se traduit par des mouvements réels. Le rêveur manifeste son rêve en quelque sorte. Ce type de trouble à l'origine de certains cauchemars est heureusement plutôt rare. Il est à noter que le rêve agi n'a rien à voir avec le somnambulisme.

> **Comment réagir ?**

Si les épisodes sont fréquents, il est conseillé d'en parler à son médecin afin de trouver la cause de ces cauchemars violents et d'en diminuer la fréquence.

Le somnambulisme

Le somnambulisme se produit également chez une personne endormie, mais il ne comporte pas les mêmes caractéristiques que le rêve agi. Il se distingue en ce que le dormeur, une fois sorti de son état, ne comprend pas ce qui se passe. En effet, ce phénomène se produit en sommeil profond. La personne somnambule est confuse et se demande pourquoi elle n'est plus dans son lit, alors que sous l'effet d'un rêve agi, elle trouve un sens à ce qu'elle était en train de faire. Le rêve agi se déroule par ailleurs en sommeil paradoxal.

> ➤ **Comment réagir ?**

Il n'y a pas grand-chose que l'on puisse faire. Cependant, alors que les épisodes de somnambulisme sont plutôt bénins et inoffensifs chez les enfants, ils sont parfois accompagnés de blessures physiques chez les adultes (ils se blessent eux-mêmes et non les autres), car ces derniers, plus grands et plus forts, sont parfois aussi plus aventureux et plus agressifs. Il est conseillé de ramener le dormeur doucement dans son lit en lui chuchotant à l'oreille de se recoucher et en l'assurant qu'on s'occupera de ce qu'il allait faire. Si les crises sont fréquentes (trois fois par mois et plus), il est recommandé de consulter un médecin. Souvent une dette de sommeil ou un problème anxiogène sont à la source de ces épisodes nocturnes.

Les terreurs nocturnes

Au premier abord, ce phénomène ressemble à un rêve agi, car la personne, profondément endormie, se met tout à coup à parler, à crier et à gesticuler avec brutalité. Il n'est pas rare que cette agitation occasionne des contusions. Il est alors important de protéger le rêveur en éloignant de lui tout objet pointu ou contondant. Au réveil, le dormeur n'a aucun souvenir de cet épisode nocturne. L'absence de souvenirs atteste que la personne n'était pas en plein cauchemar, mais plutôt dans le stade le plus profond du sommeil, tout comme pour le somnambulisme.

> **Comment réagir ?**

Malheureusement, comme nous n'avons pas accès au contenu angoissant qui fait irruption dans le sommeil, on ne dispose d'aucune image sur laquelle travailler. Si les crises sont fréquentes, il est suggéré de consulter un psychologue ou un thérapeute, afin de découvrir la source anxiogène de ces terreurs nocturnes. Les terreurs nocturnes sont plus fréquentes chez le jeune enfant.

Le ronflement

Ronfler constitue à la fois un problème médical et social. Un ronflement moyen atteint facilement un niveau sonore de 45 à 60 dB (le bruit d'une voix), tandis qu'un ronflement majeur peut dépasser les 95 dB, ce qui correspond au bruit du passage d'un camion ! Ce problème force parfois les conjoints à faire chambre à part. Les autres membres de la famille finissent également par avoir une certaine animosité à l'égard du ronfleur.

En voyage d'affaires, le ronfleur n'est pas toujours le bienvenu lorsque vient le moment de partager une chambre. De plus, il ne bénéficie pas d'un sommeil réparateur. À la longue, il finit par avoir l'esprit moins alerte durant la journée, ce qui augmente les risques d'accident lorsqu'il prend le volant.

Encore plus inquiétant, le ronflement peut révéler une apnée obstructive du sommeil provoquée par l'obstruction temporaire et complète des voies respiratoires (voir le chapitre sur les maladies du sommeil).

Le ronflement survient lorsque les muscles situés au fond de la gorge se détendent durant le sommeil, ce qui a pour effet de rétrécir les voies respiratoires. L'air qui circule dans ce passage étroit fait vibrer le voile du palais et la luette, d'où le ronflement. Plusieurs causes contribuent à réduire encore davantage les voies respiratoires :

- Du point de vue anatomique : amygdales et adénoïdes plus volumineuses, obstruction des voies nasales causée par des polypes, déviation de la cloison.

- Le relâchement naturel des tissus, qui s'accentue avec l'âge.

- Un surplus de poids : l'excès de poids entraîne une augmentation des tissus flasques et un épaississement au niveau du cou. Plus le poids est élevé, plus le ronflement est fréquent.

- La présence d'allergies, du rhume.

- L'absorption en soirée d'alcool, de somnifères, de relaxants musculaires, d'anxiolytiques, bref de toute substance pouvant causer une réduction du tonus musculaire.

- Le tabagisme : les tissus de la gorge sont enflés par la consommation de cigarettes.

Le ronflement est fréquent dans la population en général, surtout après l'âge de 35 ans. Les hommes ronflent beaucoup plus que les femmes. Sur 10 ronfleurs, 6 ou 7 sont masculins.

> **Comment réagir ?**

Un vieux remède de grand-mère consiste à coudre une poche dans le dos de votre veste de pyjama et à y glisser une balle de tennis. Au bout de quelques semaines, vous aurez inconsciemment cessé de dormir sur le dos, abandonnant ainsi la position qui accentue les ronflements. Cependant, il se peut que vous ronfliez dans toutes les positions et que vous ne portiez pas de pyjama. Voici donc d'autres solutions à envisager :

L'appareil dentaire : Le port d'un appareil dentaire durant la nuit peut s'avérer efficace. Moulé aux dents, il permet de maintenir la mâchoire en position avancée pendant le sommeil et de diminuer ainsi le ronflement. Toutefois, il cause un certain inconfort qui peut nuire au sommeil.

Le bracelet antironflement : Porté au poignet, ce bracelet est pourvu d'un micro sensible qui enregistre les ronflements. En réaction, il émet des vibrations. Le subconscient du ronfleur les perçoit et l'amène à changer de position, faisant ainsi cesser le ronflement. Toutefois, un gros bruit extérieur (un camion qui passe dans la rue) peut suffire à déclencher l'appareil.

La chirurgie au laser : Avec l'aide d'un rayon laser au CO_2, un instrument de la forme d'un stylo, le chirurgien creuse par étapes de petites stries (tranchées) dans le palais, enlève une partie de la luette et rapetisse les amygdales au besoin. Il laisse guérir environ 4 semaines et recommence l'opération, qui ne dure en tout que 15 ou 20 minutes. Quand l'entourage et le patient sont satisfaits, le traitement prend fin, en moyenne au bout de 2 ou 3 séances. Seul désavantage : supporter un gros mal de gorge après chaque séance.

Le traitement par radiofréquence : Cette technique très récente consiste à réduire par cautérisation l'épaisseur des tissus qui gênent le passage de l'air. À cette fin, on chauffe les tissus sous-cutanés avec une aiguille raccordée à un générateur de micro-ondes. Cet échauffement entraîne une lésion qui, en cicatrisant, rétracte le voile et durcit les tissus. Il est recommandé d'effectuer plusieurs séances à faible intensité. Le traitement prend une trentaine de minutes sous anesthésie locale. La douleur qui s'ensuit semble plus modérée que pour la chirurgie par laser.

À noter toutefois que, tant avec la chirurgie au laser qu'avec le traitement par radiofréquence, le ronflement ne fait que diminuer partiellement dans 25 % des cas et ne diminue aucunement dans 5 %.

Ces chirurgies, effectuées à vos frais, se pratiquent uniquement après une évaluation médicale rigoureuse destinée à déterminer la cause exacte du ronflement. Les différents centres de ronflement de la région vous donneront plus d'information à ce sujet.

Une autre façon de réduire le ronflement est de diminuer le niveau de fatigue en pratiquant une courte sieste de moins de 30 minutes durant la journée, afin de ne pas pénaliser votre sommeil nocturne. Étant moins épuisé au moment d'aller dormir, vous aurez moins tendance à ronfler. Attention, cependant : cette courte sieste doit se faire après le repas du midi et non en soirée, sinon elle risque de rendre l'endormissement plus difficile au coucher.

Enfin, l'idéal est de conserver un poids santé. L'embonpoint est la cause la plus courante du ronflement. Très souvent, un amaigrissement suffit à lui seul pour diminuer de façon importante l'intensité du bruit. Dans une étude effectuée sur 19 hommes testant l'effet de la perte de poids, de la position de côté (plutôt que sur le dos) et de l'utilisation d'un vaporisateur décongestionnant nasal, la perte de poids fut la plus efficace pour réduire le ronflement. Les personnes ayant perdu plus de 7 kg ont totalement éliminé leur ronflement[*]. Notez que les échecs des traitements chirurgicaux du ronflement sont souvent directement en rapport avec l'obésité.

La sexsomnie ou somnambulisme sexuel

Depuis une vingtaine d'années, certains psychologues ont publié des articles sur un comportement d'ordre sexuel durant le sommeil, une variante du somnambulisme. Deux études récentes[**] portant chacune sur 11 personnes révèlent un trouble du sommeil d'un nouveau genre, baptisé sexsomnie.

Ce comportement se distingue du somnambulisme par les singularités suivantes :

- Le plus souvent, présence d'une excitation visible : érection, éjaculation, lubrification vaginale, rythme cardiaque élevé, sueur...

- Focalisation des gestes autour de la sphère génitale.

- Motricité réduite, sans déambulation en dehors du lit... Attention, messieurs, pas question d'alléguer un égarement nocturne auprès de votre voisine de palier !

Même si les études ne permettent pas d'évaluer le nombre réel de sexsomniaques, les scientifiques estiment que ce phénomène serait moins exceptionnel qu'on ne le croit.

---

[*] H.M. BRAVER et autres, « Treatment for snoring », *Combined weight loss, sleeping on side, and nasal spray*, mai 1995, vol. 107, n° 5, p. 1283-1288.

[**] *Canadian Journal of Psychiatry*, vol. 48, n° 5, juin 2003, et Psychosomatical Medecine, vol. 64, n° 2, mars-avril 2002, p. 328-336.

Selon eux, de nombreux patients souffrent d'un sentiment d'embarras et de culpabilité qui handicape la communication de ces faits. De plus, ils ne gardent aucun souvenir de l'épisode.

Voici des témoignages recueillis sur un blogue relatif aux troubles du sommeil :

> – Homme : « Je pense être sexsomniaque (somnambulisme sexuel), je saute sur ma copine la nuit et je ne m'en souviens pas ! »

> – Femme : « Cela m'est arrivé deux fois, mais mon conjoint ne s'en est pas plaint. Enfin c'était il y a quelques années, j'ai été très surprise aussi le lendemain lorsque je l'ai su. »

> – Homme : « Moi, par contre, ça m'arrive assez souvent... et elle s'en plaint rarement aussi ! Donc, tout va pour le mieux. »

Les quelques cas confirmés permettent de déceler certains traits communs : un manque de sommeil, un stress ou une fatigue importante, la présence d'une apnée du sommeil, la consommation d'alcool ou de drogues, ou encore un récent traumatisme émotionnel.

Ce qui est inquiétant, c'est qu'un grand nombre des cas étudiés aboutissent à des violences, sur soi-même ou sur le ou la partenaire. Il n'est pas rassurant de savoir qu'on peut perdre complètement la maîtrise de ses actes durant son sommeil, nuire à son entourage et n'en garder aucun souvenir le lendemain.

➢ Comment réagir ?

De plus en plus de cas sont rapportés. Or, si le partenaire se réjouit parfois, jugeant que celui qui en souffre se révèle alors « meilleur amant », ce comportement peut aussi s'avérer très dérangeant pour le couple et être même potentiellement dangereux lorsque le conjoint n'est pas consentant !

Il s'agit d'un véritable trouble du sommeil et non d'une perversion. Les comportements sexuels anormaux associés au sommeil doivent être mieux dépistés. Osez en parler à votre médecin.

Chapitre 17

LES MALADIES DU SOMMEIL

La plupart des maladies du sommeil sont demeurées longtemps mal connues, tant des médecins que des patients eux-mêmes, étant difficiles à dépister au cours d'un examen médical de routine. La plupart du temps, la personne qui en souffre doit passer quelques nuits dans un laboratoire du sommeil pour obtenir un diagnostic précis.

Les connaissances dans ce domaine se sont considérablement accrues au cours des dernières années. Elles ont conduit au développement d'une véritable médecine du sommeil et à la mise sur pied de cliniques spécialisées dans l'investigation et le traitement de ces maladies. Par ailleurs, les laboratoires de recherche sur le sommeil qui ont émergé un peu partout dans le monde depuis les années 1970 ont permis de découvrir des dizaines de pathologies du sommeil. Nous verrons les plus courantes d'entre elles, soit l'apnée du sommeil, le syndrome des jambes sans repos et le syndrome de fatigue chronique.

L'apnée du sommeil

L'apnée du sommeil est un trouble sérieux qui se traduit par des pauses respiratoires répétitives pendant le sommeil. De fait, au cours de son sommeil, le dormeur cesse littéralement de respirer durant 10 secondes ou plus. Dans certains cas, le phénomène se reproduit des centaines de fois par nuit. Durant une crise d'apnée, la concentration d'oxygène dans l'organisme diminue de façon marquée et celle du gaz carbonique augmente. Le cœur doit donc travailler plus fort pour compenser ce déséquilibre. Chaque fois, le cerveau envoie un signal de réveil afin que la personne recommence à respirer. Les personnes qui souffrent d'apnée du sommeil n'arrivent jamais à dormir suffisamment, car un sommeil constamment morcelé ne peut être récupérateur.

L'apnée du sommeil est l'une des affections les plus fréquentes chez l'adulte : jusqu'à 5 % des femmes et 15 % des hommes âgés de 30 à 60 ans en souffrent. Vous en êtes plus à risque si vous consommez cigarettes et alcool ou si vous avez un excès de poids, le cou volumineux, la voie aérienne étroite et une langue de grande taille.

L'apnée du sommeil se manifeste sous trois formes :

1- La plus courante est l'apnée obstructive du sommeil, qui se caractérise par un blocage des voies aériennes supérieures pendant le sommeil. La respiration cesse durant au moins 10 secondes, parfois même jusqu'à 2 minutes ! La personne se réveille brièvement (elle s'en souvient rarement) et tente de respirer, émet un grognement ou halète. Après avoir repris son souffle, elle se rendort et le cycle infernal recommence.

Souvent, ce blocage se produit lorsque le tissu mou au fond de la gorge se relâche et se referme pendant la nuit. Des muscles gutturaux relâchés, une voie aérienne étroite, une langue de grande taille ou un excès de tissus graisseux dans la gorge peuvent aussi bloquer le passage de l'air. Il s'ensuit généralement un ronflement très bruyant.

2- L'apnée centrale, une forme rare d'apnée du sommeil, survient lorsque le cerveau n'envoie pas de signaux aux centres nerveux thoraciques pour reprendre une respiration normale pendant le sommeil. Les personnes qui en sont atteintes se réveillent donc sans cesse pendant la nuit pour reprendre leur souffle.

3- L'apnée du sommeil mixte, comme son nom l'indique, associe les deux formes précédentes d'apnée. Elle se manifeste d'abord par une apnée centrale qui évolue ensuite vers une apnée obstructive du sommeil.

➢ Comment réagir ?

Malheureusement, plusieurs personnes atteintes d'apnée du sommeil ne sont pas conscientes de leur condition. Elles peuvent se sentir fatiguées durant la journée, mais n'imputent pas leur état à un sommeil de mauvaise qualité. Les personnes atteintes d'apnée du sommeil non traitées risquent 7 fois plus que les autres d'avoir un accident sur la route ou au travail, en raison de leur somnolence. Par ailleurs, un score supérieur à 12 au test de somnolence (décrit au chapitre 1) peut indiquer que le sujet souffre d'apnée du sommeil.

Les membres de la famille ou les partenaires de lit sont souvent les premiers à observer des signes d'apnée du sommeil. L'American Sleep Apnea Foundation a élaboré un questionnaire simple pour aider une personne à déterminer si elle souffre d'apnée du sommeil. Le voici :

- Ronflez-vous souvent très fort ?

- Vous sentez-vous fatigué et assommé au réveil ?

- Vous sentez-vous souvent somnolent pendant la journée ?

- Souffrez-vous d'obésité ?

- Souffrez-vous d'irritabilité ou de changements d'humeur ?

- Vous a-t-on déjà dit que vous vous étouffez, que vous respirez difficilement ou que vous retenez votre respiration lorsque vous dormez ? Posez la question à votre partenaire.

Si vous répondez « oui » à l'une de ces questions ou si vous pensez souffrir d'apnée du sommeil, consultez votre médecin.

Si vous êtes atteint d'apnée du sommeil légère, votre médecin vous conseillera probablement de modifier votre mode de vie afin d'améliorer votre condition. Par exemple :

– Perdre du poids, car l'embonpoint est un facteur de risque de l'apnée du sommeil. Une perte de poids de seulement 10 % (20 lb chez une personne de 200 lb) peut réduire grandement le nombre d'épisodes d'apnée du sommeil par nuit.

– Faire de l'exercice, car l'exercice n'est pas seulement utile au maintien d'un poids corporel sain, mais contribue aussi à un sommeil de qualité.

– Cesser de fumer, car le tabagisme peut aggraver les symptômes d'apnée du sommeil en irritant la gorge et en faisant tousser durant la nuit.

– Éviter l'alcool et les somnifères, car l'alcool et les somnifères (ainsi que certains médicaments antidouleur) peuvent avoir pour effet de trop relâcher les muscles de la gorge. Ils peuvent aussi rendre plus difficile pour votre cerveau la détection d'un manque d'oxygène dans l'organisme. Il peut s'ensuivre des pauses respiratoires plus longues et plus graves.

Si vous êtes atteint d'apnée du sommeil modérée ou sévère, votre médecin vous suggérera le traitement le plus commun, soit la ventilation spontanée en pression positive continue (CPAP). L'unité de pression CPAP est réglée selon les besoins de chaque personne pour empêcher l'affaissement de la voie aérienne ou de la gorge. La pression varie selon la gravité de l'apnée du sommeil.

Ce système maintient la gorge ouverte et empêche le ronflement et l'apnée. Il s'agit d'un traitement et non d'une guérison. Par conséquent, vous vous sentirez mieux tant que vous utiliserez l'appareil.

Enfin, selon les résultats d'une nouvelle étude américaine, une apnée du sommeil sévère augmente considérablement le taux de mortalité, notamment par maladie cardiovasculaire, en dégradant la santé au fil du temps. C'est sérieux, il faut y voir !

Le syndrome des jambes sans repos

Les personnes qui en souffrent ressentent, lorsqu'elles sont inactives (surtout le soir), un irrésistible besoin de bouger une jambe ou les deux. Cette activité inopportune se poursuit durant leur sommeil. Les sensations éprouvées sont désagréables : fourmillements, démangeaisons, picotements et courants électriques.

Ces symptômes perturbent le sommeil, car les personnes aux prises avec ces désagréments doivent se lever afin de réduire leur inconfort, de telle sorte qu'elles éprouvent de la fatigue durant le jour, assortie de troubles de la concentration et de la mémoire.

Le syndrome des jambes sans repos (SJSR), qu'on appelle également « impatience des jambes », toucherait en moyenne 10 % de la population adulte au Québec, comme ailleurs dans les pays industrialisés. Selon les études épidémiologiques, environ 7 % de la population québécoise naîtrait avec une prédisposition génétique au SJSR et le contracterait à un jeune âge, généralement à la fin de la vingtaine. Chez les 50 ans et plus, la proportion de la population incommodée par ce syndrome grimpe à 20 % ! Par ailleurs, sans s'expliquer pourquoi, les spécialistes ont également observé que les femmes étaient légèrement plus nombreuses que les hommes à souffrir d'impatiences musculaires.

Les femmes enceintes semblent être des victimes toutes désignées, puisque de 16 % à 19 % d'entre elles en sont atteintes, surtout durant les trois derniers mois de la grossesse. Fort heureusement, dans la plupart des cas, le syndrome disparaît après l'accouchement.

L'origine du SJSR reste encore inconnue. La science sait simplement à l'heure actuelle qu'il est la conséquence d'un trouble du métabolisme de la dopamine.

> **Comment réagir ?**

Les chercheurs des centres d'étude sur le sommeil conseillent tout d'abord d'abandonner alcool, tabac et café (thé, cola, chocolat), tous trois soupçonnés d'accroître l'occurrence des symptômes. Certaines personnes ont rapporté avoir réglé leur problème de cette façon. On peut tenter l'expérience durant quelques semaines et observer la différence. Si possible, faites de l'exercice physique de manière régulière, car cela favorise le sommeil. À noter toutefois qu'un excès d'exercice peut aggraver les symptômes.

Les spécialistes recommandent également des suppléments de fer. En effet, selon certaines hypothèses, le manque de dopamine dans le cerveau pourrait être lié à une carence en fer.

Cependant, il faut y voir sérieusement si vos nuits sont troublées par ces malaises quatre fois ou plus par semaine. De nos jours, malheureusement, le SJSR demeure méconnu et certains médecins considèrent qu'il s'agit d'un stress mal géré... N'hésitez pas à demander qu'on vous adresse à un spécialiste du sommeil. Ce dernier, après un diagnostic, pourra alors vous prescrire des agents dopaminergiques (qui pallient le manque de dopamine). Cette médication pourrait considérablement améliorer votre condition.

Le syndrome de fatigue chronique

Le principal symptôme du syndrome de fatigue chronique (SFC), aussi appelé encéphalomyélite myalgique, ou encore le syndrome des yuppies (pour *Young Urban Professionals*, puisqu'il frappe surtout à la jeune trentaine), est une fatigue prolongée qui s'améliore très peu avec le repos. Le syndrome peut affecter les gens de tout âge. Il est cependant plus fréquent entre 25 et 45 ans et chez les individus de sexe féminin. Le syndrome est invalidant et nuit au travail, aux loisirs et aux activités sociales.

Aucun test ne permet de diagnostiquer le SFC. Cependant, certains critères permettent de le conjecturer. Tout d'abord, on observe une fatigue sévère qui perdure depuis au moins 6 mois et qui ne s'explique par aucune autre condition médicale. De plus, 4 ou plus des symptômes suivants sont présents : difficultés de mémoire à court terme et de concentration, maux de gorge, ganglions douloureux dans le cou et les aisselles, douleurs musculaires, articulations douloureuses sans rougeur ni enflure, maux de tête différents de ceux éprouvés dans le passé et, enfin, sommeil non récupérateur.

Surmenage ? Alimentation déséquilibrée ? Sensibilité à des produits chimiques ? Infection virale ? Il est fort probable qu'il n'y ait pas uniquement une cause physiologique car, chez certaines personnes, la maladie peut survenir brutalement après un traumatisme psychologique, comme la perte d'un être cher ou d'un proche parent.

➢ **Comment réagir ?**

Pour le moment, il semblerait qu'aucun médicament n'ait démontré d'efficacité réelle, malgré l'intérêt que certains ont suscité auprès de la communauté scientifique. En attendant, les professionnels de la santé recommandent d'éviter le stress dans la mesure du possible et, idéalement, de maintenir une certaine activité physique, notamment la marche, autant que faire se peut, car certains sont épuisés au point d'être quasi incapables de quitter leur lit. De bonnes habitudes de sommeil doivent aussi être encouragées, avec un coucher et un lever à heures régulières. Les « grasses matinées » trop prolongées nuisent à l'équilibre du repos.

Par ailleurs, les victimes du syndrome de fatigue chronique errent souvent d'un médecin à l'autre pendant des années avant qu'un diagnostic soit posé. Cette attente est évidemment source d'angoisse. De plus, elles rencontrent peu de reconnaissance sociale : les malades ont parfois dû quitter leur emploi, faute d'avoir pu bénéficier de mesures qui auraient pu leur permettre de conserver une vie professionnelle. Dans ce contexte, l'adhésion à une association peut s'avérer utile, car elle permettra de « libérer la parole » et de briser le sentiment d'isolement.

CONCLUSION

Pour concilier travail, études, famille et loisirs, on vole souvent des heures à notre plus précieux allié, le sommeil. Étant donné les exigences toujours croissantes d'une vie de plus en plus complexe, trouver le temps de dormir n'est certes pas évident. Or, comme vous l'avez constaté tout au long des chapitres, un déficit de sommeil a des conséquences néfastes tant au plan personnel qu'au niveau social. Il n'est pas normal d'être somnolent et de fonctionner au ralenti toute la journée, au risque de sa vie. Lorsque l'on considère les statistiques, on prend conscience à quel point la dette de sommeil tue des personnes chaque année, chaque mois, chaque jour... Tant de vies gaspillées !

C'est pourquoi il est impératif de repenser entièrement notre relation au sommeil, en reconnaissant tout d'abord notre propre besoin de sommeil et en le satisfaisant. La règle est simple et implacable : plus vous maltraiterez votre sommeil, plus vous en subirez les affres à court ou moyen terme. Plus vous comblerez vos besoins de repos et de sommeil, plus votre vie sera enrichissante et harmonieuse.

Je souhaite sincèrement que la lecture de ce livre vous aura permis de mieux connaître et améliorer votre sommeil, vous permettant ainsi de retrouver le sommeil de vos rêves et de profiter plus pleinement, plus joyeusement de la vie.

Je nourris l'espoir que soient enfin reconnues l'importance du sommeil ainsi que l'ampleur des troubles qui le perturbent. Dans un monde idéal, le sommeil serait enfin reconnu et intégré tant dans la pratique médicale que dans l'éducation et dans l'ensemble de la société.

BIBLIOGRAPHIE

CHAPUT, Mario. *Le sommeil tranquille*, Éditions Quebecor, 2005, 212 pages.

COMBY, Bruno. *Éloge de la sieste*, Éditions J'ai lu, 2005, 199 pages.

DEMENT, Dr William. *Avoir un bon sommeil*, Éditions Odile Jacob, 2000, 432 pages.

FLUCHAIRE, Pierre. *Bien dormir pour mieux vivre*, Éditions J'ai Lu, 1998, 240 pages.

GROSBOIS, Dr Jacques, et Michèle LE PELLEC. *Apnée, ronflements et troubles du sommeil*, Éditions Option Santé, 2003, 91 pages.

LANGEVIN, Brigitte. *Rêves & Créativité*, Éditions Le Dauphin blanc, 2003, 143 pages.

LANGEVIN, Brigitte. *S.O.S. cauchemars*, Flammarion Québec, 2005, 207 pages.

LANGEVIN, Brigitte. *Comment aider mon enfant à dormir*, L'ABC des Rêves et du Sommeil, 2006, 223 pages.

LECENDREUX, Dr Michel. *Le sommeil*, Éditions J'ai lu, 2003, 273 pages.

MENNIG, Miguel. *Le sommeil*, Éditions Eyrolles, 2004, 175 pages.

MORIN, Dr Charles. *Vaincre les ennemis du sommeil*, Éditions de l'Homme, 1997, 262 pages.

PROULX-SAMMUT, Lucette. *L'andropause mieux comprise, mieux vécue*, Édimag, 2005, 119 pages.

POSTAWSKI, Kacper M. *Powerful Sleep*, 2004, 111 pages.

SERVAN-SCHREIBER, David. *Guérir le stress, l'anxiété et la dépression sans médicaments ni psychanalyse*, Robert Laffont, 2003, 300 pages.

Autres

« Le sommeil », *Science et Vie*, Hors série n° 220, septembre 2002, 160 pages.

« Boisson pour sportifs, comment choisir », *Protégez-vous*, janvier 2004, p. 14.

Sites Internet
(consultés en août 2008)

Le cerveau à tous les niveaux : www.lecerveau.mcgill.ca

Le sommeil des animaux : www.dinosoria.com/animal_sommeil.htm

Conseil québécois sur le tabac et la santé : www.cqts.qc.ca

Tabac actualités : www.inpes.sante.fr

Sommeil, Vigilance, Somnolence : http://eric.mullens.free.fr/

Extenso, Centre de référence sur la nutrition humaine : www.extenso.org

Sommeil et médecine générale : http://www.sommeil-mg.net

Le ronflement : http://www.ronflement.qc.ca

Publication officielle de l'Associated Professional Sleep Societies : http://www.journalsleep.org

À PROPOS DE L'AUTEURE

Brigitte Langevin agit à titre de conférencière et de formatrice partout à travers le Québec, le Nouveau-Brunswick et l'Ontario. Elle diffuse le fruit de ses connaissances dans le but de favoriser chez les gens un meilleur sommeil. Elle est recherchée pour son dynamisme, son humour et sa facilité à vulgariser des concepts théoriques et scientifiques. Elle amène ainsi les individus à prendre en charge leur sommeil, afin que leurs nuits deviennent satisfaisantes et leurs journées performantes.

Auteur prolifique, elle a publié à ce jour sept ouvrages :

– *Rêves & Créativité* s'adresse à tous ceux qui ont à cœur de développer leur potentiel de créativité par les rêves, tant dans le domaine personnel, artistique et professionnel que scientifique.

– *Recueil de 500 postulats*, pour trouver des solutions tout en dormant.

– *S.O.S. Cauchemars* permet de comprendre la cause des différents cauchemars, de les interpréter et de leur donner un sens. L'ouvrage propose également une méthode efficace pour s'en prémunir.

– *Comment aider mon enfant à dormir* offre aux parents et aux éducateurs tous les outils utiles pour surmonter les différents problèmes liés au sommeil des enfants. Ce guide dénonce les pièges à éviter et propose des stratégies éprouvées pour surmonter les difficultés.

– *Mon premier journal de rêves*, outil simple et original conçu pour toutes les personnes désireuses de noter et de comprendre ses rêves.

– *Le rêve et ses bénéfices* expose des témoignages inspirants qui vous donneront le goût de vous occuper de vos rêves. Ce petit livre expose avec simplicité une méthode que chacun peut mettre en pratique pour comprendre les messages de ses rêves et en bénéficier pleinement.

– *Une discipline sans douleur* propose des méthodes efficaces, pratiques et non violentes d'intervention auprès des enfants pour corriger les comportements indésirables et inculquer de saines habitudes de vie. Les différentes stratégies sont appuyées d'exemples concrets.

Pour obtenir des informations concernant les prochaines activités de Brigitte Langevin, veuillez communiquer avec cette dernière à l'une des adresses suivantes :

Courrier postal :

Brigitte Langevin
6, 25e Avenue
Bois-des-Filion (Qc)
J6Z 1X9
Canada

Courriel :

contact@brigittelangevin.com

Site Internet :

www.brigittelangevin.com

BRIGITTE LANGEVIN

Préface de Germain Duclos, psychoéducateur et orthopédagogue

Comment aider mon enfant à mieux dormir

De la naissance
à l'adolescence

NOUVELLE ÉDITION

ÉDITIONS DE MORTAGNE

BRIGITTE LANGEVIN

Une discipline sans douleur

Dire non sans fessée,
sans cris et sans
marchandage

NOUVELLE ÉDITION

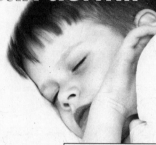

ÉDITIONS DE MORTAGNE

100%

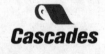
Cascades

BIO GAZ
ÉNERGIE

Imprimé sur du papier 100 % recyclé

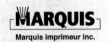
MARQUIS
Marquis imprimeur inc.

Québec, Canada
2009